Demenz und Delir

Vom Symptom zu Diagnose und Therapie

von

Silke Wunderlich und Kirsten Dahse

Vorträge und Arbeitsunterlagen der Fortbildungsveranstaltungen im Frühjahr 2019 in Augsburg, München, Regensburg, Nürnberg und Würzburg

Schriftenreihe der Bayerischen Landesapothekerkammer Heft 98

Govi

Bibliografische Information der Deutschen Nationalbibliothek

Die Deutsche Nationalbibliothek verzeichnet diese Publikation in der Deutschen Nationalbibliografie; detaillierte bibliografische Daten sind im Internet über http://dnb.d-nb.de abrufbar.

Wichtiger Hinweis
Medizin als Wissenschaft ist ständig im Fluss. Forschung und klinische Erfahrungen erweitern unsere Kenntnisse, insbesondere was Behandlung und medikamentöse Therapie anbelangt. Soweit in diesem Werk eine Dosierung oder eine Applikation erwähnt wird, darf der Leser zwar darauf vertrauen, dass Autoren, Herausgeber und Verlag größte Mühe darauf verwandt haben, dass diese Angabe genau dem Wissensstand bei Fertigstellung des Werkes entspricht. Dennoch ist jeder Benutzer aufgefordert, die Beipackzettel der verwendeten Präparate zu prüfen, um in eigener Verantwortung festzustellen, ob die dort gegebene Empfehlung für Dosierungen oder die Beachtung von Kontraindikationen gegenüber der Angabe in diesem Buch abweichen. Das gilt besonders bei selten verwendeten oder neu auf den Markt gebrachten Präparaten und bei denjenigen, die von zuständigen Behörden in ihrer Anwendbarkeit eingeschränkt worden sind. Geschützte Handelsnamen (Warenzeichen) wurden nicht besonders kenntlich gemacht. Aus dem Fehlen eines solchen Hinweises kann also nicht geschlossen werden, dass es sich um einen freien Warennamen handelt. Die erwähnten Handelspräparate wurden lediglich beispielhaft bzw. aus didaktischen Überlegungen heraus gewählt.

Bildnachweis: Alle Bilder Hautklinik Universitätsklinikum Erlangen (S. Schnetz) oder Chirurgie Universitätsklinikum Erlangen (R. Zimmer und Prof. A. Arkudas).
Aus Gründen der besseren Lesbarkeit wird auf die gleichzeitige Verwendung männlicher und weiblicher Sprachformen verzichtet. Sämtliche Personenbezeichnungen gelten gleichermaßen für beiderlei Geschlecht.

ISBN 978-3-7741-1428-9

Herausgeber: Bayerische Landesapothekerkammer

Satz: Satz-Rechen-Zentrum, Berlin
Druck: Bosch Druck, Ergolding

Printed in Germany

Vorwort des Herausgebers

In Deutschland leiden gegenwärtig 1,6 Millionen Menschen an einer Demenz. Bis zum Jahr 2050 wird sich diese Zahl aufgrund der demographischen Entwicklung voraussichtlich verdoppeln. Obwohl der Erkrankung in 80% der Fälle ein neurodegenerativer Prozess zugrunde liegt, hat sie viele Formen und Gesichter. Alzheimer-Erkrankung, Lewy-Körperchen-Krankheit sowie vaskuläre Demenz gehören zu den häufigsten Verlaufsformen. Nur in seltenen Fällen gibt es eine behebbare Ursache. Neben Gedächtnisstörungen spielen im Verlauf der Erkrankung Wahrnehmungsstörungen und Verhaltensauffälligkeiten eine zunehmende Rolle. Obwohl delirante Syndrome häufig mit einer fortschreitenden Demenz assoziiert sind, ist das Delir ein von der Demenz abzugrenzendes eigenständiges Krankheitsbild, welches im Gegensatz zu den meisten Demenzformen reversibel sein kann. Die Beratung von Patient und Angehörigen in der Apotheke zu Medikation, aber auch zu nichtpharmakologischen Maßnahmen, kann wesentlich zur Behandlung beitragen.

Frau Oberärztin Dr. Silke Wunderlich beschreibt in ihrem Vortrag das klinische Erscheinungsbild der verschiedenen Demenzformen sowie des Delirs. Neben den gegenwärtigen diagnostischen Möglichkeiten werden die Grundprinzipien der Therapie unter besonderer Berücksichtigung nicht-medikamentöser Maßnahmen erläutert. Anhand von Kasuistiken werden den Teilnehmern Alltagshilfen für den Umgang mit diesen Krankheitsbildern an die Hand gegeben.

Frau Apothekerin Dr. Kirsten Dahse betrachtet die Krankheitsbilder unter dem Aspekt der Medikationsanalyse. Geriatrische Patienten, die einen Großteil der Demenzerkrankten ausmachen, sind häufig von Multimorbidität und Polypharmazie, die eine Priorisierung von Therapien erfordern, betroffen. Schluckstörungen erschweren nicht selten die Medikamenteneinnahme. Neben diesen Aspekten der Arzneimitteltherapie wird ein Ausblick auf Antidementiva, die sich aktuell in Phase III der klinischen Prüfung befinden, gegeben.

Im Namen des Vorstandes und des Fortbildungsausschusses den beiden Autoren und Referenten einen herzlichen Dank und Ihnen, liebe Kolleginnen und Kollegen, eine interessante Lektüre

wünscht mit kollegialen Grüßen

Ihr Thomas Benkert
Präsident der Bayerischen Landesapothekerkammer

Vorwort der Autorinnen

1906 veröffentlichte Alois Alzheimer den Krankheitsverlauf seiner Patientin Auguste D. als „eigenartigen, schweren Erkrankungsprozess der Hirnrinde“ und beschrieb bereits die auch heute noch gültigen neuropathologischen Veränderungen im Gehirn. Und auch wenn die nach ihm benannte Erkrankung die häufigste Ursache für eine Demenz darstellt, können noch eine Reihe anderer Krankheitsbilder und Faktoren zu einer Demenz führen.

Neben der Alzheimer-Erkrankung gehören vaskuläre Demenz sowie Lewy-Körperchen-Krankheit zu den häufigsten Verlaufsformen, aber auch Mischformen sind nicht selten. Die geistigen Fähigkeiten lassen meist langsam und anfangs wenig merklich nach, wodurch leichte Demenz-Stadien oftmals übersehen werden. Im fortgeschrittenen Stadium sind die Betroffenen schließlich komplett auf Hilfe und Pflege angewiesen – eine Aufgabe, die in Deutschland auch heute noch überwiegend von den Angehörigen geschultert wird. Diese sind damit einer hohen emotionalen und physischen Belastung ausgesetzt. Wahrnehmungsstörungen und Verhaltensauffälligkeiten spielen im Verlauf der Erkrankung eine zunehmende Rolle und erschweren den Umgang mit den Betroffenen erheblich.

Das Delir ist ein von der Demenz abzugrenzendes eigenständiges Krankheitsbild, welches im Gegensatz zu den meisten Demenzformen reversibel sein kann. Treten delirante Syndrome im Rahmen einer Demenz auf, führen sie potenziell zu einem rascheren Fortschreiten der Demenz. Die beste Möglichkeit, diese Folgen für den Demenzerkrankten zu vermeiden, ist es, das Delir per se zu vermeiden.

Polypharmazie ist mit einem erhöhten Risiko assoziiert, kognitive Einschränkungen zu entwickeln. Mit der Anzahl der verordneten Wirkstoffe steigen auch die Häufigkeit von unerwünschten Arzneimittelwirkungen und die Anzahl der Medikationsfehler. Weiterhin erhöht die Verordnung von Benzodiazepinen und stark anticholinergen Arzneistoffen potenziell das Risiko für die Entwicklung kognitiver Beeinträchtigungen. Ein frühes Erkennen leichter Demenzstadien und die adäquate Therapie können das Fortschreiten der Erkrankung verzögern. Die Beratung von Patient und Angehörigen in der Apotheke zu Medikation, aber auch zu nicht-pharmakologischen Maßnahmen, kann somit wesentlich zur Behandlung beitragen.

Die Autorinnen
Dr. Silke Wunderlich und Dr. Kirsten Dahse

Inhaltsverzeichnis

Teil II

Teil I
Demenz und Delir: Vom Symptom zur Diagnose

Dr. Silke Wunderlich

1. Allgemeine Grundlagen

Das Hauptmerkmal von Demenzerkrankungen ist der Abbau und Verlust mehrerer kognitiver Funktionen und von Alltagskompetenzen. Neben einer meist langsam fortschreitenden Verschlechterung der Gedächtnisfunktion kommt es im Verlauf der Erkrankung unter anderem zu Beeinträchtigungen von zeitlicher und örtlicher Orientierung, Kommunikationsfähigkeit, autobiographischer Identität und Persönlichkeitsmerkmalen. Veränderungen sozialer Verhaltensweisen, der Impulskontrolle, des Antriebs, der Stimmung und/oder des Wirklichkeitsbezugs treten nicht selten hinzu. Im fortgeschrittenen Erkrankungsstadium sind die Betroffenen häufig komplett auf fremde Hilfe angewiesen, was personelle und finanzielle Ressourcen bindet. Aufgrund eines erhöhten Morbiditätsrisikos für andere Erkrankungen ist die Lebenserwartung verkürzt.

1.1 Definition des Demenzsyndroms

Nach der 10. Revision der International Classification of Diseases (ICD-10)[1] ist das Demenzsyndrom charakterisiert durch

- eine Abnahme des *Gedächtnisses* (anfangs insbesondere beim Lernen neuer Informationen, im Verlauf auch bei der Erinnerung früher erlernter Informationen),
- die Abnahme *weiterer kognitiver Fähigkeiten* wie Denkvermögen, Orientierung, Auffassung, Rechnen, Sprache und Urteilsvermögen im Sinne der Fähigkeit zur Entscheidung,
- was zu einer *alltagsrelevanten Einschränkung* der Lebensführung führt,
- *mindestens 6 Monate* andauert (in Abgrenzung zum Delir),
- häufig mit einer Verminderung der Affektkontrolle, des Antriebs und/oder des Sozialverhaltens (emotionale Labilität/Reizbarkeit, Apathie, Vergröberung des Sozialverhaltens) assoziiert ist,
- wobei das Bewusstsein nicht getrübt ist (in Abgrenzung zum Delir).

Von der Demenz abzugrenzen sind kognitive Störungen bei depressiven Erkrankungen (sog. „Pseudodemenz“) und akute Verwirrtheitszustände (Delir, mit einer Symptomdauer unter 6 Monaten).

1.2 Ätiologische Klassifikation von Demenzen

80 % aller Demenzerkrankungen liegt ein neurodegenerativer Prozess zugrunde. Unter diesen neurodegenerativen Demenzen ist die Alzheimer-Demenz (AD) als häufigste Ursache zu nennen. Lewy-Körperchen-Erkrankung (LBD), Demenz bei Morbus Parkinson und die Frontotemporale Degeneration (FTD) sind deutlich seltener. An zweiter Stelle stehen vaskuläre Erkrankungen (VD), häufig in Kombination mit der Alzheimer-Demenz (sog. gemischte Demenz). Darüber hinaus gibt es zahlreiche weitere, wenngleich deutlich seltenere Ursachen einer Demenz (Chorea Huntington, Creutzfeld-Jakob-Erkrankung, metabolische und infektiöse Erkran-

kungen wie HIV-Enzephalopathien oder Neurolues, Vitaminmangelzustände, Normaldruckhydrocephalus) (Abb. 1).

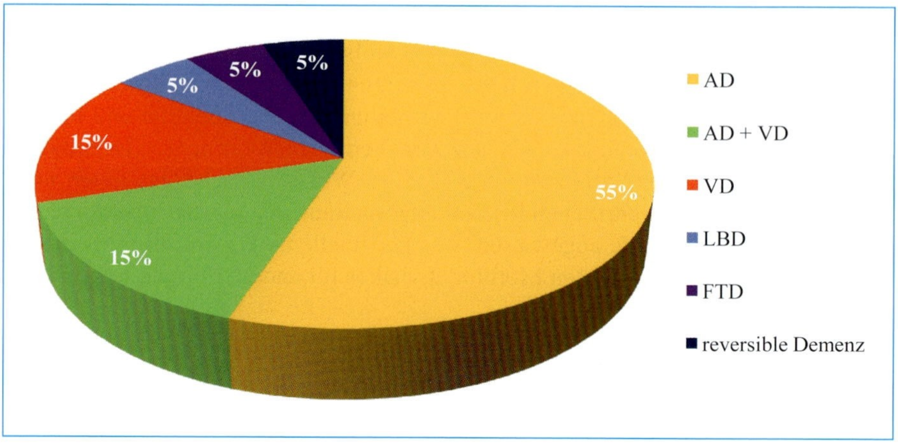

Abb. 1: Ursachen der Demenzen[2] (zu Abkürzungen siehe Text)

1.3 Leichte kognitive Störung („Mild Cognitive Impairment", MCI)

Bereits viele Jahre oder Jahrzehnte vor dem Auftreten erster klinischer Symptome einer neurodegenerativen Demenzerkrankung entwickeln sich erste pathologische Veränderungen im Gehirn. Die leichte kognitive Störung („Mild Cognitive Impairment" MCI) stellt ein mögliches Prodromalstadium einer Demenz dar. Je nach Studienlage erfüllen 3 bis 19 Prozent aller Menschen über 65 Jahre die Kriterien einer leichten kognitiven Störung:[3]

- die Gedächtnisstörung wird vom Betroffenen beklagt und fremdanamnestisch bestätigt,
- die kognitive Einschränkung ist durch neuropsychologische Testbatterie objektivierbar,
- es besteht keine schwerwiegende Einschränkung der Alltagskompetenz, wodurch die Demenzkriterien nicht erfüllt sind.

Die Betroffenen haben ein erhöhtes Risiko, im Laufe der Folgejahre eine Demenz zu entwickeln. Stehen Gedächtnisprobleme im Vordergrund („amnestic MCI") ist insbesondere das Risiko der Entwicklung einer Alzheimer-Demenz erhöht. Je nach Untersuchungssetting und MCI-Definition wird die jährliche Übergangshäufigkeit von MCI zur Demenz mit bis zu 10 % angegeben. In einer Metaanalyse entwickelten 9,6 %, 8,1 % bzw. 1,9 % der Betroffenen mit MCI in einem spezialisierten Setting eine Demenz, Alzheimer-Demenz bzw. vaskuläre Demenz.[4]

1.4 Epidemiologie der Demenzen: Prävalenz und Inzidenz

Prävalenz: Schätzungen von Weltgesundheitsorganisation und Alzheimer´s Disease International zufolge litten 2015 weltweit 46,8 Millionen Menschen an einer Demenz, 2050 könnten es schon 131,5 Millionen sein (World Alzheimer Report 2016).[5] In Deutschland wird die Anzahl der Demenzerkrankten auf 1,6 Millionen geschätzt. Aufgrund der Assoziation der Demenz mit dem Alter (Abb. 2 a/b) sowie der demographischen Entwicklung mit steigendem Lebensalter wird sich die Zahl der Betroffenen bis zum Jahr 2050 mindestens verdoppeln.[6, 7]

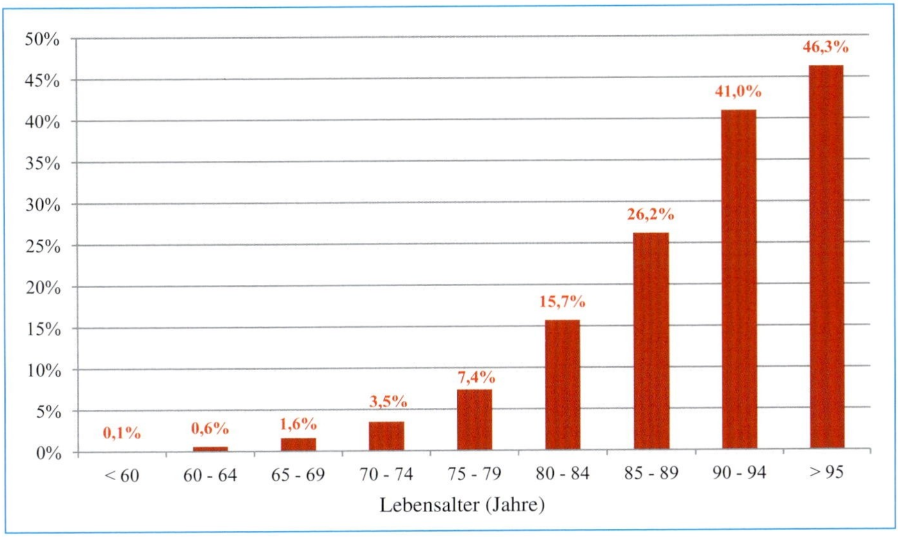

Abb. 2a: Prävalenz der Demenz nach Altersgruppen in Europa

Frauen erkranken häufiger als Männer an einer Demenz: etwa 70 % der im höheren Lebensalter an einer Demenz Erkrankten sind Frauen. Dies liegt zum einen an der im Vergleich zu den Männern höheren Lebenserwartung (höherer Frauenanteil in den höchsten Altersgruppen mit steil zunehmendem Krankheitsrisiko), zum anderen jedoch an einem etwas höheren Neuerkrankungsrisiko der Frauen in den höchsten Altersstufen (Abb. 2b). Ferner scheinen Frauen mit einer Demenz länger zu überleben.

Etwa 50–70 % der Betroffenen leiden unter einer Alzheimer-Demenz, eine vaskuläre Demenz liegt bei ca. 15–25 % vor.[8] Zur Prävalenz der frontotemporalen Demenz in Deutschland gibt es keine Daten. Es ist jedoch davon auszugehen, dass ca. 20 % der vor dem 65. Lebensjahr an einer Demenz Erkrankten eine frontotemporale Demenz haben.[9] Die Punktprävalenz der Demenz bei Morbus Parkinson liegt zwischen 20–40 %, was mit zunehmender Krankheitsdauer ansteigt. Langzeitstudien an sehr kleinen Fallzahlen zeigen einen Anstieg der Prävalenz auf bis zu 80 % bei einem Krankheitsverlauf von 12 bzw. 20 Jahren.[10–12] Die Daten zur Lewy-Körperchen-Erkrankung sind ebenfalls sehr variabel (zwischen 0–5 % der Allgemeinbevölkerung).[13] Longitudinale bevölkerungsbasierte neuropathologische Untersuchungen des Gehirns postmortal weisen auf die Häufigkeit gemischter Pathologien, insbesondere bei älteren Erkrankten hin.[14]

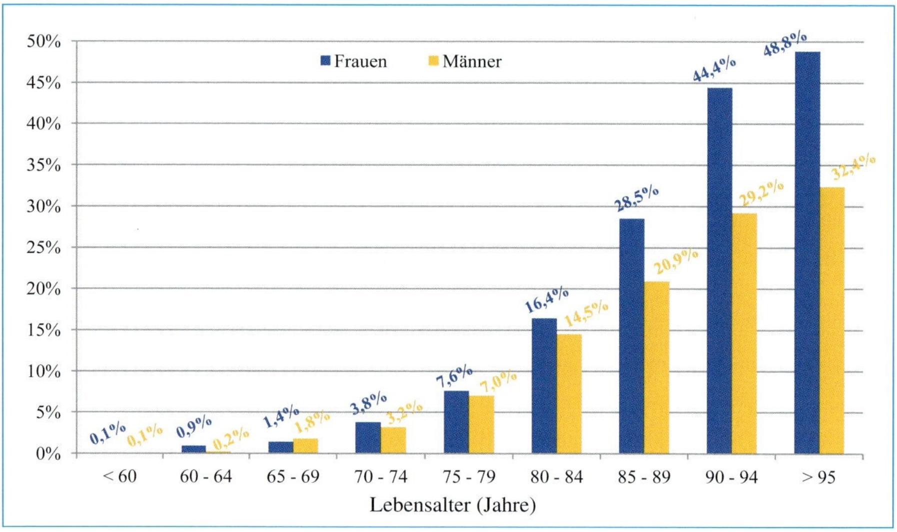

Abb. 2b: Prävalenz der Demenz bei Frauen und Männern nach Altersgruppen in Europa

Inzidenz: Jährlich erkranken ca. 244.000 Menschen in Deutschland neu an einer Demenz, auch die Neuerkrankungen weisen eine deutliche Altersabhängigkeit auf.[15] Die Datenlage ermöglicht es derzeit nicht, Aussagen zu den einzelnen Demenzunterformen zu treffen.

1.5 Verlauf und Prognose

Demenzen verlaufen zumeist irreversibel und verkürzen die Lebenserwartung. Während neurodegenerative Demenzerkrankungen einen (meist schleichend) progredienten Krankheitsverlauf aufweisen, zeichnet sich die vaskuläre Demenz aufgrund der zugrundeliegenden Pathologie durch oftmals stufenweise Verschlechterungen mit dazwischenliegenden progressfreien Phasen aus. Besonderheit der frontotemporalen Degeneration ist der deutlich frühere Erkrankungsbeginn (meist vor dem 65. Lebensjahr) im Vergleich zu anderen Demenzerkrankungen. Eine individuelle Vorhersage der Krankheitsdauer ist nicht zuverlässig möglich. Die Überlebenszeit ist jedoch umso geringer, je später im Leben die Erkrankung eintritt, je schwerer die Symptome sind und je mehr körperliche Begleiterkrankungen bestehen (Tab. 1).

In europäischen Studien lag die mittlere Krankheitsdauer zwischen drei und sechs Jahren mit hoher interindividueller Variabilität.[16]

Tab. 1: Krankheitsdauer der Demenz in Abhängigkeit vom Erkrankungsalter

Krankheits-beginn	< 65. Lebensjahr	65.–75. Lebensjahr	75.–85. Lebensjahr	> 85. Lebensjahr
Krankheits-dauer	8–10 Jahre	< 7 Jahre	< 5 Jahre	< 3 Jahre

Es gibt jedoch seltene Demenzformen wie z. B. die Creutzfeldt-Jakob-Erkrankung mit deutlich rascherem Krankheitsverlauf und Tod innerhalb von Monaten. Nach begründeten Schätzungen ist anzunehmen, dass rund ein Drittel der nach dem 65. Lebensjahr verstorbenen Menschen in der letzten Lebensphase an einer Demenz litt. Für Deutschland bedeutet dies, dass derzeit jährlich etwa 250.000 an einer Demenz Erkrankte sterben.

1.6 Risikofaktoren und Prävention

Bei der Entstehung neurodegenerativer und vaskulärer Erkrankungen des Gehirns ist eine Vielzahl von Faktoren beteiligt. Wichtigster, wenngleich nicht veränderbarer Risikofaktor für die Entstehung einer Demenz ist das Lebensalter. Genetische Faktoren sind nur in seltenen Fällen alleinige Ursache einer demenziellen Erkrankung und sollten insbesondere bei präsenilen Krankheitsfällen in Erwägung gezogen werden. Darüber hinaus beeinflussen körperliche Gesundheit und Lebensgewohnheiten das Demenzrisiko. Große epidemiologische Longitudinaluntersuchungen konnten kardiovaskuläre Erkrankungen (wie arterieller Hypertonus, Diabetes mellitus, Hyperlipidämie, Adipositas) im mittleren Lebensalter als relevante Risikofaktoren für die Entwicklung einer Demenz (inkl. der Alzheimer-Krankheit) identifizieren.[17, 18] Ein Nikotinabusus stellt dabei einen unabhängigen Risikofaktor für Demenzerkrankungen dar.[18]

Hieraus ergeben sich beeinflussbare und nicht-beeinflussbare Risikofaktoren für die Entwicklung einer Demenz:

Nicht-beeinflussbare Risikofaktoren

- Alter
- weibliches Geschlecht
- genetische Faktoren: Risikopolymorphismen (z. B. genetische Varianten im Apolipoprotein E-Gen, insbes. im Allel ε4), sehr selten autosomal dominante Mutationen (z. B. im Präsenilin- oder Amyloid-Precursor-Protein (APP)-Gen)

Beeinflussbare Risikofaktoren

- kardiovaskuläre Risikofaktoren: arterieller Hypertonus, Diabetes mellitus, Hyperlipidämie, Adipositas, Nikotinabusus, Alkoholismus
- weitere medizinische Faktoren: Schädel-Hirn-Traumata, Depression

- soziale Aspekte: geringe schulische und berufliche Bildung, wenig Interessen, geringe Sozialkontakte und Aktivitäten

Zur *Prävention* einer späteren Demenz wird daher die frühzeitige Behandlung kardiovaskulärer Risikofaktoren in der S3-Leitlinie Demenzen der Deutschen Gesellschaft für Neurologie empfohlen (Empfehlungsgrad B).[19] Eine Empfehlung zu einer bestimmten Ernährungsweise, die über den Ratschlag einer ausgewogenen Ernährung (z. B. mediterrane Diät) mit Vermeidung von Übergewicht zur allgemeinen Risikoreduktion hinausgeht, kann aufgrund der derzeitigen Datenlage jedoch nicht gegeben werden.[20, 21] Auch wenn ein moderater Alkoholkonsum in einigen Untersuchungen einen protektiven Effekt aufwies, kann dieser aufgrund der interindividuell unterschiedlichen Schwellendosis, des Abhängigkeitspotenzials sowie der toxischen Effekte des Alkohols nicht angeraten werden.[22, 23] Dahingegen erwies sich ein aktiver Lebensstil mit körperlicher Bewegung, sportlicher, sozialer und geistiger Aktivität als protektiv bezüglich des Auftretens einer Demenz.[24, 25]

Maßnahmen zur Prävention einer Demenz

- Vermeiden bzw. Therapie kardiovaskulärer Risikofaktoren
- Behandlung von Depressionen
- Geistig, körperlich und sozial aktiver Lebensstil
- Gesunde Ernährung

2. Diagnostik der Demenzen

Die frühzeitige Diagnose eines demenziellen Syndroms sowie dessen ätiologische Zuordnung sind wesentlich für die weitere Therapie und Beratung von Betroffenen und Angehörigen. Sie ist Voraussetzung für den Behandlungsplan sowohl medikamentöser als auch nicht-pharmakologischer therapeutischer Maßnahmen und erleichtert den Zugang zu Hilfsmöglichkeiten. Bei erblichen Demenzsyndromen ist die (dann humangenetische) Diagnosestellung bedeutsam für die Beratung von potenziell ebenfalls betroffenen Angehörigen. Die Abgrenzung zu kausal behandelbaren Ursachen kognitiver Einschränkungen und Verhaltensänderungen (z. B. bei Vitamin-B12-Mangel, Hypothyreose) muss immer Teil des diagnostischen Prozesses sein. Die Relevanz hebt eine Metaanalyse mit 5.620 Demenzkranken hervor, von denen 9 % potenziell reversible und nur mittels Labor- bzw. bildgebender Diagnostik diagnostizierbare Demenzursachen aufwiesen.[26] In einer retrospektiven Analyse geriatrischer Patienten fanden sich sogar bei 18,2 % mit vordiagnostizierter Demenz bzw. 31,1 % mit Erstdiagnose einer Demenz potenziell reversible Ursachen.[27]

Diagnostik in drei Schritten: Die Diagnose einer Demenz sollte möglichst beim Auftreten erster Warnsignale (wie z. B. Vergesslichkeit für wiederkehrende Ereignisse und alltägliche Begebenheiten, Wortfindungsstörungen oder Orientierungseinbußen) gestellt werden und erfolgt in drei Schritten:

1. *Feststellung des Demenzsyndroms* (z. B. nach ICD-10, s. a. Abschnitt 1.1) und damit Abgrenzung zu den folgenden Differenzialdiagnosen:

- vorbestehende Minderbegabung
- aphasisches Syndrom (Sprachstörung) z. B. infolge eines Schlaganfalls
- amnestisches Syndrom (ausschließliche Gedächtnisstörung ohne weitere kognitive Defizite) z. B. ein durch langjährigen Alkoholkonsum verursachtes Korsakow-Syndrom
- leichte kognitive Störung (MCI, s. a. Abschnitt 1.3)
- Delir (akuter Verwirrtheitszustand, s. a. Abschnitt 4)
- Depression mit funktioneller kognitiver Beeinträchtigung („Pseudodemenz")

2. *Ätiologische Einordnung der Demenz* (Ursachenabklärung): Zuordnung zu einer neurodegenerativen oder vaskulären Erkrankung des Gehirns (insbes. Alzheimer-Erkrankung, vaskuläre Demenz, Demenz mit Lewy-Körperchen, frontotemporale Degeneration) und Abklärung einer kausal behandelbaren Ursache

3. *Erfassen individueller Probleme und erhaltener Fähigkeiten* unter besonderer Berücksichtigung von Antriebsstörungen und Verhaltensauffälligkeiten

Obligate Demenzdiagnostik: Eine Reihe von Untersuchungen ist für die Diagnostik eines demenziellen Syndroms zwingend erforderlich, hierzu zählen

- Anamnese inkl. Medikamenten- und Fremdanamnese
- körperliche und psychopathologische Untersuchung
- kognitive Kurztests und Schweregradeinteilung
- Routinelabor
- strukturelle zerebrale Bildgebung (bevorzugt kraniale Kernspintomographie, alternativ Computertomographie)

Fakultativ kommen erweiterte neuropsychologische Testverfahren, Liquordiagnostik inkl. Neurodegenerationsmarker, Elektroenzephalographie, Sonographie der hirnversorgenden Gefäße, nuklearmedizinische Verfahren oder humangenetische Untersuchungen zur Anwendung.

2.1 Anamnese und klinische Untersuchung

Für Diagnosestellung und erste ätiologische Zuordnung sind *Anamnese* und Fremdanamnese unter besonderer Berücksichtigung des bisherigen Krankheitsverlaufs (progredient oder schubförmig), der Erstsymptome (z. B. Merkfähigkeitsstörungen), psychopathologischer Veränderungen (wie Depression, Wahrnehmungsstörungen), alltagsrelevanter Einschränkungen sowie von Komorbiditäten zu erheben. Der *Medikamentenanamnese* sollte besondere Aufmerksamkeit geschenkt werden, da eine Vielzahl von Medikamenten zu kognitiven Einschränkungen führen kann.[28]

In der German Study on Aging Cognition and Dementia in Primary Care Patients (AgeCoDe)[29] wiesen neben Polypharmazie insbesondere Anticholinergika und Benzodiazepine einen negativen Effekt auf die Kognition auf.

Die *körperliche internistische und neurologische Untersuchung* unter besonderer Berücksichtigung kardiovaskulärer, metabolischer und endokrinologischer Erkrankungen gehört ebenfalls zu den Basismaßnahmen im Zuge der Demenzdiagnostik. Dabei können neurologische Symptome primärer Demenzen (wie Parkinson-Syndrome oder Zeichen eines stattgehabten Schlaganfalls) ebenso wie möglicher Differenzialdiagnosen (z. B. Normdruckhydrocephalus) erfasst werden. Mittels *psychopathologischer Befundung* gelingt die Abgrenzung zu wichtigen Differenzialdiagnosen (insbesondere Depression, Delir, Negativsymptomatik bei Schizophrenie/schizophrenes Residuum), aber auch die Erfassung von Begleitsymptomen (psychische Symptome, Verhaltensauffälligkeiten) einer Demenz.

2.2 Kognitive Kurztests und neuropsychologische Diagnostik

Eine Quantifizierung der Leistungseinschränkungen bei Demenz oder Demenzverdacht kann mit einer Auswahl kognitiver Kurztests erfolgen, deren Sensitivität jedoch insbesondere in frühen Demenzstadien begrenzt ist. Auch sind sie nicht zur differenzialdiagnostischen Einordnung des Demenzsyndroms geeignet. In der S3-Leitlinie Demenzen der Deutschen Gesellschaft für Neurologie[19] werden die folgenden Verfahren empfohlen:

- Mini-Mental-Status-Test (MMST)[30]
- DemTect[31]
- Test zur Früherkennung von Demenzen mit Depressionsabgrenzung (TFDD)[32]
- Montreal Cognitive Assessment Test (MoCA)[33]
- Uhrentest nach Shulman[34] (in Kombination mit den anderen Kurztestverfahren)

Insbesondere der MMST sowie der Uhrentest (Abb. 3/4) eignen sich aufgrund der raschen Durchführbarkeit für das Setting einer Hausarztpraxis. Während eine Demenz hiermit mit hoher Wahrscheinlichkeit ausgeschlossen werden kann (negativer prädiktiver Wert > 95 %), ist der MMST jedoch wenig geeignet, Demenzen zu erkennen (positiver prädiktiver Wert < 55 %).[30] Die positive und negative prädiktive Wertigkeit kann durch den Einsatz differenzierter Verfahren verbessert werden.[49] Maximal können 30 Punkte vergeben werden, Demenzerkrankte erreichen meist weniger als 26 Punkte. Der MMST kann zudem zur Schweregradeinteilung (s. Abschnitt 2.3) einer Demenz herangezogen werden.

Ein Demenz-Screening von gesunden und beschwerdefreien Personen z. B. mit den genannten Kurztests wird nicht empfohlen. Ausführliche neuropsychologische Tests sollten mittels standardisierter Instrumente (wie z. B. CERAD, ADAS-cog) bei fraglicher oder leichtgradiger Demenz sowie zur differenzialdiagnostischen Abklärung erfolgen. Hiermit können u. a. die kognitiven Bereiche Lernen und

Gedächtnis, Orientierung, Raumkognition, Aufmerksamkeit, Praxie, Sprache und Handlungsplanung detaillierter erfasst werden.

Nummer	Frage / Aufgabe	Punkte
Orientierung (max. 10 Punkte)		
1	„Was für ein Datum ist heute?“	1
2	„Welche Jahreszeit?“	1
3	„Welches Jahr haben wir?“	1
4	„Welcher Wochentag ist heute?“	1
5	„Welcher Monat?“	1
6	„Wo sind wir jetzt?“ „welches Bundesland?“	1
7	„welcher Landkreis/welche Stadt?“	1
8	„welche Stadt/welcher Stadtteil?“	1
9	„welches Krankenhaus?“	1
10	„welche Station/welches Stockwerk?“	1
Kurzzeitgedächtnis (max. 3 Punkte)		
	„Bitte merken Sie sich und wiederholen Sie“:	
11	1. Wort (z.B. Auto)	1
12	2. Wort (z.B. Blume)	1
13	3. Wort (z.B. Kerze)	1
	Anzahl der Versuche:	
Aufmerksamkeit/Konzentration (max. 5 Punkte)		
	„Ziehen Sie von 100 jeweils 7 ab (oder buchstabieren Sie „RADIO“ rückwärts)“	
14	93 (O)	1
15	86 (I)	1
16	79 (D)	1
17	72 (A)	1
18	65 (R)	1
Erinnern (max. 3 Punkte)		
	„Was waren die Dinge, die Sie sich vorher gemerkt haben?“	
19	1. Wort (z.B. Auto)	1
20	2. Wort (z.B. Blume)	1
21	3. Wort (z.B. Kerze)	1
Sprache / Benennen (max. 2 Punkte)		
22	„Was ist das?“ Uhr	1
23	Bleistift/Kugelschreiber	1
Sprache / Nachsprechen (max. 1 Punkt)		
24	„Sprechen Sie nach“: ‚Kein wenn und aber.’	1
Mehrschrittige Aufforderung (max. 3 Punkte)		
	„Machen Sie bitte Folgendes:“	
25	„Nehmen Sie bitte das Blatt in die Hand,“	1
26	„Falten Sie es in der Mitte und“	1
27	„Lassen Sie es auf den Boden fallen.“	1
Lesen (max. 1 Punkt)		
28	Blatt mit „Lesen Sie und machen Sie es bitte:“ (Blatt mit: ‚Bitte schließen Sie die Augen!’)	1
Schreiben (max. 1 Punkt)		
29	„Schreiben Sie bitte einen Satz“ (muss mind. Subjekt und Prädikat enthalten)	1
Räumlich-konstruktive Praxie (max. 1 Punkt)		
30	„Kopieren Sie bitte die Zeichnung“ (Punkt wird vergeben, wenn 2 Fünfecke gezeichnet werden und die sich überschneidenden Linien ein Viereck bilden) 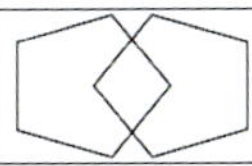	1

Abb. 3: Mini-Mental-Status-Test (MMST)[35]

1. „Bitte zeichnen Sie das Zifferblatt einer Uhr mit allen Ziffern und Zeigern.“ (Uhrzeit nach freier Wahl; Kreis von 10 cm Durchmesser als Vorlage) 2. „Bitte schreiben Sie nun die Zeit auf Ihrer Uhr so auf, wie sie in einem Fahrplan stünde.“	
Auswertung (Score ≤ 5: kognitive Störung wahrscheinlich)	Punkte
1. Sind 12 Zahlen vorhanden?	1
2. Ist die Zahl „12“ oben?	2
3. Sind zwei unterscheidbare Zeiger vorhanden?	2
4. Stimmt die gezeichnete Zeit mit der Zeit im „Fahrplanformat“ überein?	2

Abb. 4a: Uhrentest („Clock Drawing Test“ (CDT) nach Shulman)[36]

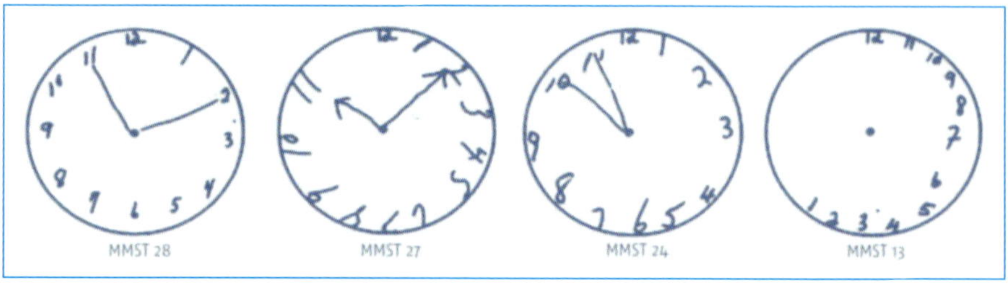

Abb. 4b: Veränderungen des Uhrentests im Laufe einer Demenz[37]

2.3 Stadien und Schweregradeinteilung

Der Gesamtschweregrad einer Demenz wird durch das Ausmaß der kognitiven Defizite und hierzu korrespondierend durch den Grad der Selbstständigkeit bzw. den Unterstützungsbedarf des Betroffenen bestimmt. Er spielt eine wichtige Rolle bei der Indikationsstellung von Therapien. Man unterscheidet eine *leichtgradige von einer mittelschweren und schweren Demenz* (Tab. 2), wenngleich die Übergänge fließend sind. Zur quantitativen Abschätzung der kognitiven Beeinträchtigung wird für die Alzheimer-Erkrankung der MMST herangezogen.

Tab. 2: Stadien der Alzheimer-Demenz

Stadium	leichtgradige Demenz	mittelschwere Demenz	schwere Demenz
MMST	20 bis 26 Punkte	10 bis 19 Punkte	< 10 Punkte
selbstständige Lebensführung	geringgradig eingeschränkt	hochgradig eingeschränkt	nicht möglich
Unterstützungsbedarf	bei anspruchsvollen Tätigkeiten	bei einfachen Tätigkeiten und Selbstversorgung	bei allen Tätigkeiten

2.4 Labordiagnostik

Die Untersuchung bestimmter Blutparameter dient dem Nachweis bzw. Ausschluss reversibler Demenzursachen. In der S3-Leitlinie Demenzen der Deutschen Gesellschaft für Neurologie[19] werden als *Standardparameter* Blutbild, Elektrolyte, Nüchtern-Blutzucker, TSH, CRP oder Blutkörpersenkungsgeschwindigkeit, Leber- und Nierenfunktionswerte sowie Vitamin B12 empfohlen. Bei klinischem Verdacht sollte eine erweiterte Labordiagnostik mittels Differenzialblutbild, Blutgasanalyse, Drogenscreening, Urinuntersuchungen, Lues-Serologie, HIV-Serologie, Phosphat, HBA1c, Homocystein, fT3, fT4, Schilddrüsen-Antikörper, Kortisol, Parathormon, Coeruloplasmin, Vitamin B6, Borrelien-Serologie, Pb, Hg, Cu, Folsäure erfolgen.

Auch wenn der Apolipoprotein-E-Genotyp insbesondere bei homozygoter ε4/ε4-Allelkonstellation einen genetischen Risikofaktor für die Alzheimer-Demenz darstellt (s. a. Abschnitt 1.6), wird eine Bestimmung aufgrund mangelnder diagnostischer Trennschärfe und prädiktiver Wertigkeit nicht empfohlen.[19]

2.5 Strukturelle zerebrale Bildgebung

Mindestens einmalig sollte eine strukturelle zerebrale Bildgebung im Rahmen der Demenzdiagnostik erfolgen, was auch den Empfehlungen der meisten Leitlinien (DGN[19], NICE[38], SIGN[39]) entspricht. Aufgrund der höheren Sensitivität ist eine kraniale Kernspintomographie (cMRT) zu bevorzugen, bei Kontraindikationen oder fehlender Verfügbarkeit des cMRT erfolgt eine Computertomographie (cCT).

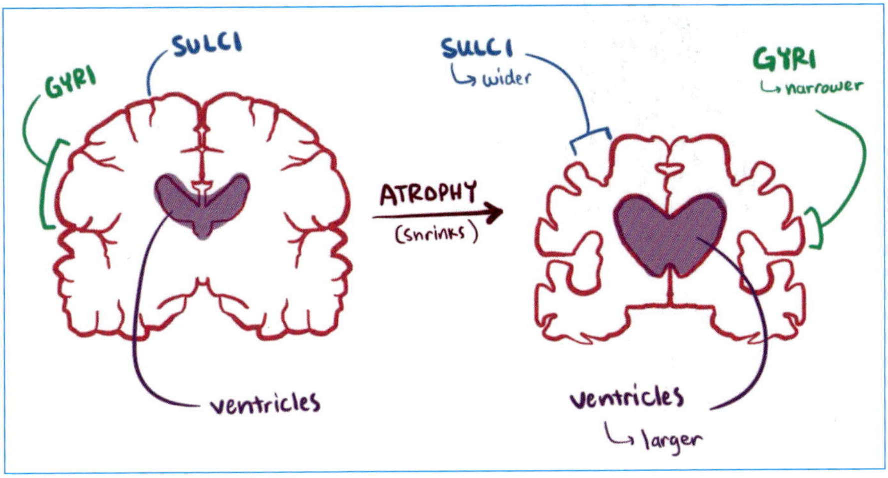

Abb. 5: Hirnatrophie infolge einer demenziellen Erkrankung (Bildquelle: commons.wikimedia, Autor Osmosis, Creative Commons Attribution-Share Alike 4.0 International license)

Die Bildgebung dient einerseits der Abklärung einer in 5 % der Fälle zugrundeliegenden behandelbaren Demenzursache (z. B. Normdruckhydrocephalus, Subduralhämatom, Hirntumor) und unterstützt andererseits bei der ätiologischen Einordnung primärer Demenzsyndrome (z. B. fokale oder generalisierte Atrophien bei neurodegenerativen Demenzerkrankungen, multilokuläre oder strategische zerebrale Infarkte bei der vaskulären Demenz) (Abb. 6). Eine bildgebende Verlaufskontrolle ist nicht regelhaft erforderlich, kann jedoch bei atypischen klinischen Verläufen erwogen werden.

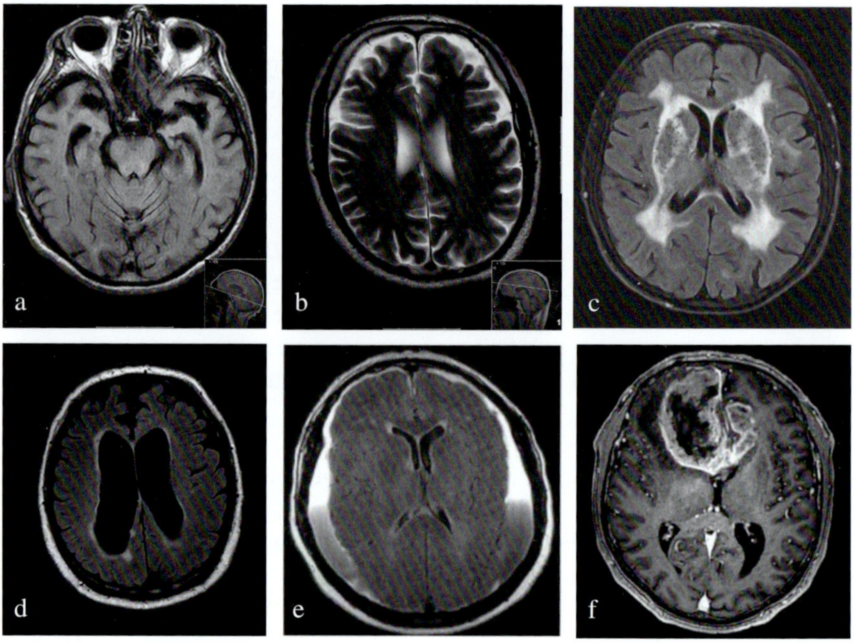

Abb. 6: Kraniale Kernspintomographie der Demenz. a) Mesiotemporal betonte (hippocampale) Atrophie bei Alzheimer-Demenz. b) Frontale Atrophie bei frontotemporaler Degeneration. c) Multiple Mikroinfarkte bei subkortikaler arteriosklerotischer Enzephalopathie (vaskuläre Demenz). d) Normdruckhydrocephalus. e) Chronisches Subduralhämatom. f) Frontales Schmetterlingsgliom (bösartiger hirneigener Tumor) (mit freundlicher Genehmigung von Prof. Claus Zimmer, Abteilung für diagnostische und interventionelle Neuroradiologie, Klinikum rechts der Isar der Technischen Universität München).

2.6 Fakultative Diagnostik

Im Einzelfall können je nach Verlauf und klinischem Befund zusätzlich zur bislang ausgeführten Basisdiagnostik weiterführende Untersuchungen erforderlich werden. Diese beinhalten Liquordiagnostik inkl. Neurodegenerationsmarker, Elektroenzephalographie, Sonographie der hirnversorgenden Gefäße, nuklearmedizinische Verfahren und/oder humangenetische Untersuchungen.

Die *Analyse des mittels Lumbalpunktion gewonnenen Liquor cerebrospinalis* muss immer bei V. a. eine entzündliche Gehirnerkrankung (z. B. Virusenzephalitiden incl. HIV-Enzephalopathie, Lues, M. Whipple, Neuroborreliose, Neurosarkoidose) erfolgen. Ferner können *Neurodegenerationsmarker* als Korrelat der neuropathologischen Veränderungen der Alzheimer-Erkrankung bestimmt werden: beta-Amyloid-1-42, Gesamt-Tau und Phospho-Tau (pTau) konnten insbesondere bei kombinierter Messung der Parameter in zahlreichen Studien mit hoher Sensitivität und Spezifität gesunde Personen von Alzheimer-Erkrankten abgrenzen.[40] Eine

Differenzierung der verschiedenen Demenzformen ist hiermit jedoch nicht hinreichend sicher möglich. Bei der seltenen, rasch progredient verlaufenden Creutzfeld-Jakob-Erkrankung (aus der Gruppe der Prionerkrankungen) ermöglicht die Liquordiagnostik neben dem Nachweis neuronaler Proteine (insbes. Protein 14-3-3) mittels einer vor einigen Jahren neu entwickelten Methode (Real-Time Quaking-Induced Conversion, RT-QuIC), die erhöhte Aggregationsneigung des Prionproteins im Liquor nachzuweisen. Für die sporadische Creutzfeldt-Jakob-Erkrankung ergibt sich damit eine Sensitivität von ca. 90 % bei nahezu 100 %-iger Spezifität.[41]

Nuklearmedizinische Verfahren der zerebralen Bildgebung umfassen funktionelle Messungen des Glukosemetabolismus ([^{18}F]FDG-PET) und der zerebralen Perfusion (HMPAO-SPECT). Sie können bei Unsicherheit in der Differenzialdiagnostik von Alzheimer-Demenz, frontotemporaler Degeneration und vaskulärer Demenz zur Klärung beitragen. Die für die Demenz mit Lewy-Körperchen charakteristische Reduktion des Dopamintransporter-Proteins im Striatum kann mittels [^{123}I]FP-CIT-SPECT visualisiert werden. Hierdurch steht eine Methode zur Abgrenzung gegen Nicht-Lewy-Körperchen-Demenzen zur Verfügung, wenn anhand klinischer Kriterien die Diagnose einer Lewy-Körperchen-Erkrankung nicht möglich ist. Seit einigen Jahren gelingt zudem die Darstellung zerebralen Amyloids mittels PET (Abb. 7), was in postmortalen Validierungsstudien gut mit der Postmortem-Amyloid-Plaque-Deposition korrelierte.[42] Amyloid kann jedoch im PET auch bei Gesunden mit steigendem Lebe115nsalter immer häufiger nachgewiesen werden (fast 50 % bei kognitiv gesunden Personen über dem 85. Lebensjahr); ob es sich hierbei um Vorstufen einer klinisch noch nicht manifesten Alzheimer-Erkrankung handelt, ist noch Gegenstand der aktuellen Forschung. Umgekehrt spricht Amyloid-Negativität im PET gegen eine Alzheimer-Demenz.

Elektroenzephalographien (EEG) sind bei den meisten Demenzformen unspezifisch im Sinne einer Verlangsamung des Grundrhythmus (sog. Allgemeinveränderung) verändert und damit für die differenzialdiagnostische Zuordnung des Demenzsyndroms wenig geeignet. Hilfreich kann die Untersuchung zur Abgrenzung neurodegenerativer Erkrankungen gegenüber einer Depression (normales EEG) oder epileptischer Phänomene (wie z. B. bei non-konvulsivem Status epilepticus) sein. Ferner finden sich bei der Creutzfeldt-Jakob-Erkrankung typischerweise periodische bi- oder triphasische Wellen.[43]

Die *Sonographie der hirnversorgenden Gefäße* zur Beurteilung von Stenosen oder arteriosklerotischer Veränderungen extra- oder intrakranieller Arterien spielt insbesondere bei vaskulären Demenzformen eine wichtige Rolle zur Beurteilung geeigneter sekundärprophylaktischer Maßnahmen zur Prävention zerebraler Infarkte.

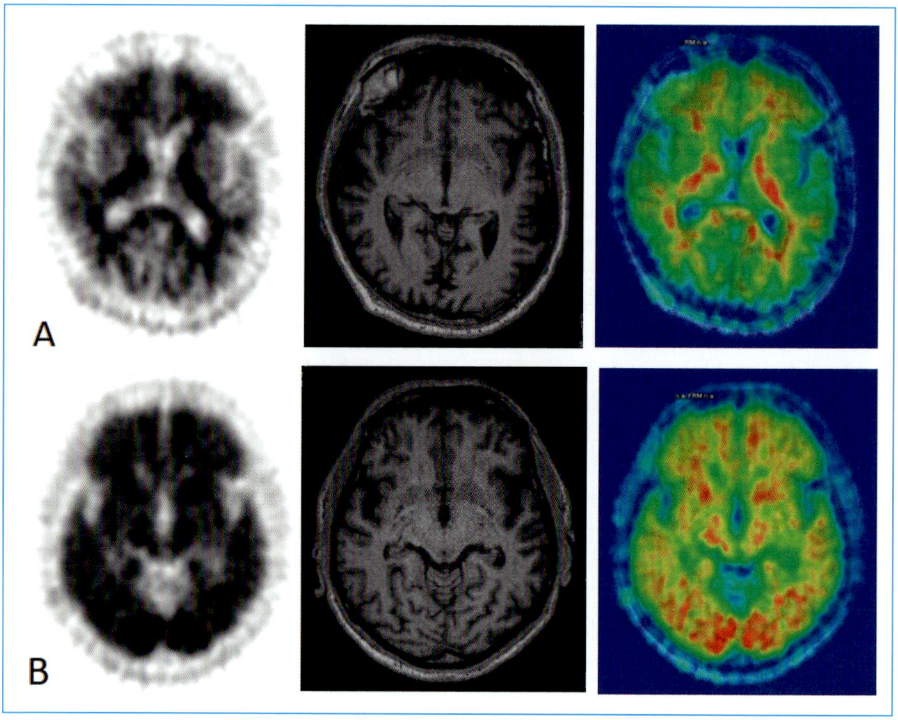

Abb. 7: Nachweis von Amyloid-Plaques mittels PET bei der Alzheimer-Erkrankung (von rechts nach links: PET mit F18-Florbetapir, T1-MRT, Fusion beider Aufnahmen): A. Amyloid-negativer Fall (V. a. frontotemporale Erkrankung) mit lediglich unspezifischem Traceruptake in der weißen Substanz; B. Amyloid-positiver Fall (Alzheimer-Erkrankung) mit Traceruptake kortikal, sodass die weiße Substanz von der grauen Substanz nicht abgrenzbar ist (mit freundlicher Genehmigung von Dr. Igor Yakushev, Klinik für Nuklearmedizin, Klinikum rechts der Isar der Technischen Universität München).

Humangenetische Untersuchungen sollten bei familiären Demenzerkrankungen in Erwägung gezogen werden, eine vorausgehende humangenetische Beratung ist dabei zu beachten. Bei der Alzheimer-Demenz ist insbesondere bei einem frühen Erkrankungsbeginn vor dem 65. Lebensjahr (Early Onset Alzheimer's Disease) an eine familiäre Alzheimer-Erkrankung zu denken, wenngleich der Anteil mit < 5 % aller an einer Alzheimer-Demenz Erkrankten gering ist. Am häufigsten finden sich Mutationen im Gen für das Amyloid-Precursor-Protein (APP) sowie die Gene Präsenilin 1 und Präsenilin 2 (autosomal dominanter Erbgang).[44] Bei der frontotemporalen Demenz liegt wahrscheinlich in etwa 10 % eine autosomal-dominant vererbte familiäre Variante vor.

3. Krankheiten mit Demenz

Eine Demenz entsteht durch Schädigungen ausgedehnter Abschnitte des Kortex (Hirnrinde), die für kognitive Funktionen, Verhalten oder Persönlichkeit zuständig sind, oder deren Verbindungsbahnen in tiefer gelegenen Hirnstrukturen. Diesem Prozess kann eine neurodegenerative oder vaskuläre Erkrankung zugrunde liegen. Entsprechend hängen die Symptome einer Demenz in erster Linie davon ab, welche Gehirnregionen betroffen sind (Abb. 8). Bei Demenzerkrankten in höherem Lebensalter findet sich häufig ein Nebeneinander von neurodegenerativen und vaskulären Veränderungen im Gehirn.[45]

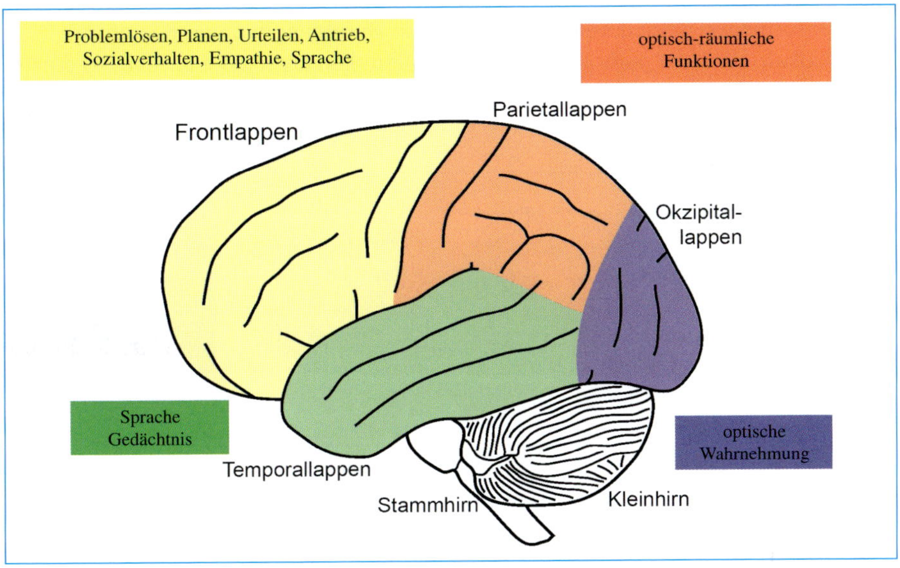

Abb. 8: Abschnitte und Funktionen der Hirnrinde (Bildquelle: commons.wikimedia, Autor NEUROtiker, GNU 1.2)

Eine Störung des *Gedächtnisses* ist ein zentrales Symptom vieler demenzieller Erkrankungen. Für das Speichern und Abrufen neuer Informationen ist die Funktionsfähigkeit verschiedener anatomischer Strukturen des Gehirns erforderlich. Hierzu zählen neben Assoziationsarealen des Frontal-, Parietal, Okzipital- und Temporallappens insbesondere Teile des limbischen Systems (v. a. Hippocampus und Amygdala) sowie das Dienzephalon. Inhalte des deklarativen Gedächtnisses (Lokalisation: medialer Temporallappen, Hippocampus/Thalamus) können sprachlich wiedergegeben werden (Fakten- und Ereigniswissen). Dahingegen greift man auf das nicht-deklarative Gedächtnis unwillkürlich zurück. Hierzu zählen neben gelernten Bewegungsmustern (z. B. Fahrradfahren, Lokalisation: Striatum) assoziatives (durch emotionale/motorische Einflüsse, Lokalisation: Amygdala bzw.

Kleinhirn) und nicht-assoziatives (Habituation/Sensibilisierung) Lernen. Zeitlich ist die Gedächtnisfunktion in Ultrakurzzeitgedächtnis, Kurzzeitgedächtnis und Langzeitgedächtnis zu unterteilen. Nur ausgewählte Informationen werden aus dem Ultrakurzzeitgedächtnis (einige Sekunden) ins Kurzzeitgedächtnis (Sekunden bis Minuten) übernommen, das Erstgenannte ist jedoch essenziell für eine adäquate Orientierung. Das Kurzzeitgedächtnis wiederum ermöglicht Erinnerungen an kurz zurückliegende Ereignisse und Informationen. Beide Gedächtnisfunktionen sind u. a. im Hippocampus und Thalamus verankert. Durch z. B. häufige Wiederholungen können Informationen aus dem Kurzzeitgedächtnis in das Langzeitgedächtnis überführt werden und sind von dort Tage oder Jahre lang abrufbar (abgespeichert in verschiedenen kortikalen Regionen). Hierzu zählen auch erlernte Bewegungsabläufe (Informationsspeicherung dann zudem in Basalganglien und Kleinhirn).

Die Lokalisation der pathologischen Veränderungen unterscheidet sich bei den im Nachfolgenden erläuterten Demenzformen, was den differenten klinischen Verlauf erklärt (Abb. 9).

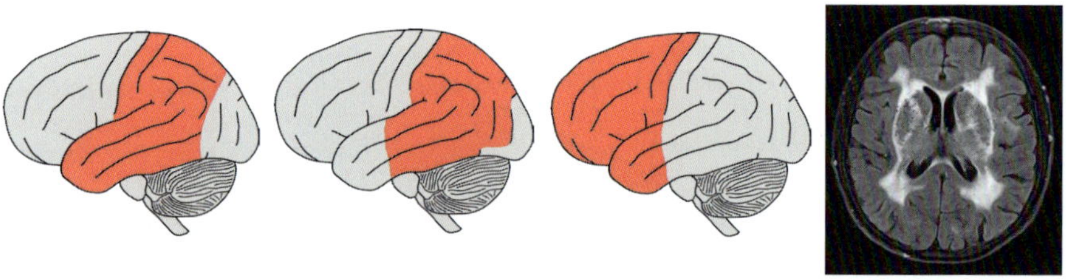

	Alzheimer-Erkrankung	Demenz mit Lewy-Körperchen	Frontotemporale Demenz	Subkortikale Demenz
Lokalisation	temporaler und parietaler Kortex	parietookzipitaler und temporaler Kortex	frontaler und temporaler Kortex	Marklager, Basalganglien
Verlauf	langsam progredient, Störung des episodischen Gedächtnisses kommt zuerst	langsam progredient, verbunden mit Parkinson-Syndrom	langsam progredient, Veränderung von Persönlichkeit, Verhalten oder Sprache kommt zuerst	fluktuierend, schrittweise oder langsam progredient, exekutive Fähigkeiten zuerst betroffen

Abb. 9: Die Lokalisation der neuropathologischen Veränderungen bestimmt den Verlauf der Demenz

3.1 Demenz bei Alzheimer-Krankheit

Die Alzheimer-Krankheit ist die häufigste Ursache einer Demenz. Gemäß Definition nach ICD-10 liegt ihr ein primär neurodegenerativer Prozess unbekannter Ätiologie und charakteristischen neuropathologischen und neurochemischen Merkmalen zugrunde. Sie beginnt meist schleichend und entwickelt sich langsam progredient über einen Zeitraum von mehreren Jahren. Der langsam fortschreitende Verlust von Nervenzellen betrifft primär Temporal- und Parietallappen des Gehirns – Regionen, die eine wichtige Rolle für Gedächtnis, Sprache und Orientierungsfähigkeit spielen. Varianten der Alzheimer-Krankheit können aber auch bevorzugt frontale oder okzipitale kortikale Strukturen betreffen mit dann im Vordergrund stehender Sprachstörung bzw. Verarbeitung optischer Sinneseindrücke. Typischerweise beginnt die Alzheimer-Erkrankung im höheren Lebensalter (nach ICD-10 Demenz bei Alzheimer-Erkrankung mit spätem Beginn ≥ 65. Lebensjahr, meist in den späten 70er Jahren). Davon sind frühe Verlaufsformen (Beginn vor dem 65. Lebensjahr) und Mischformen (wie z. B. mit der vaskulären Demenz) zu unterscheiden. Zwischen der früh und der spät einsetzenden Alzheimer-Demenz ist kein prinzipieller Unterschied in Pathophysiologie, Diagnostik oder Therapie bekannt. Aus pathophysiologischer Sicht sind lediglich die genetischen autosomal-dominanten Varianten mit Beginn vor dem 65. Lebensjahr abzugrenzen.[19]

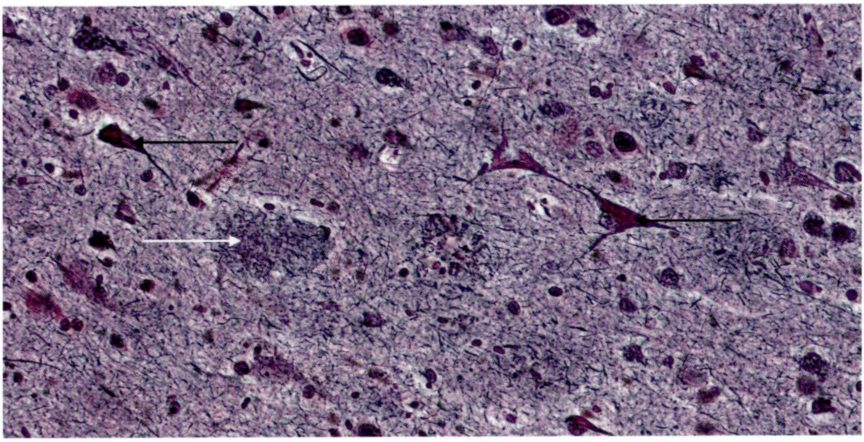

Abb. 10: Histopathologischer Befund bei Alzheimer-Demenz: Amyloid-Plaque (weißer Pfeil) und neurofibrilläre Tangles (schwarze Pfeile) (mit freundlicher Genehmigung von Prof. Jürgen Schlegel, Institut für Allgemeine Pathologie und Pathologische Anatomie der Technischen Universität München).

Neuropathologisch sind am Verlust der Nervenzellen bei der Alzheimer-Krankheit zwei Proteine beteiligt: β-Amyloid und Tau. Aus β-Amyloid entstehen die charakteristischen Plaques außerhalb der Nervenzellen (sog. extrazelluläre Amyloid-Plaques), fädige Strukturen aus verklebtem hyperphosphoryliertem Tau-Protein finden sich intraneuronal (sog. intrazelluläre Neurofibrillen) (Abb. 10). Beide neuropathologische Veränderungen wurden bereits von Alois Alzheimer vor mehr als 100 Jahren beschrieben. Vermutlich ist die β-Amyloid-Ablagerung das pathophysiologisch frühere Ereignis, während die Tau-Ablagerung nachfolgt. Die Amyloid-Plaques entstehen durch proteolytische Spaltung des membranständigen Amyloid Precursor Proteins (APP). Entgegen der Spaltung durch α-Sekretasen etwa in der Mitte des Proteins (mit dem löslichen Spaltprodukt sAPPα) erfolgt bei der Alzheimer-Erkrankung die Spaltung durch β-Sekretasen. Es entstehen unterschiedliche Aß-Peptide mit einer Kettenlänge von 39 bis 43 Aminosäuren, die mit zunehmender Kettenlänge aggregationsanfälliger werden und in Form von Amyloid-Plaques extrazellulär abgelagert werden können (Abb. 11a). Die Plaques erscheinen zunächst diffus im Neokortex und limbischen System; sie werden zunehmend strukturiert mit fibrillären Einsprossungen und liegen in höherer Dichte in der neokortikalen Lamina V (Kortexschicht mit den größten Pyramidenzellen) vor. Neurofibrillen hingegen formen sich zunächst in der transentorhinalen Region am Rande des Hippocampus (Einteilung nach Braak & Braak Stadium I bis II), gefolgt von weiteren Teilen des limbischen Systems (Stadium III und IV) sowie des gesamten Neokortex (Stadium V und VI).[46] Sie entstehen durch eine abnorme Phosphorylierung des Tau-Proteins. Das Tau-Protein bindet an Mikrotubuli (Protein-Filamente, die Teil des Zytoskelett eukaryotischer Zellen sind; dienen der Zellstabilisierung und sind an Transportprozessen und Bewegungen innerhalb der Zelle beteiligt) und ist für deren Stabilisierung verantwortlich. Hyperphosphoryliertes Tau kann nicht mehr an die Mikrotubuli binden und aggregiert in Form der intrazellulären Neurofibrillen (Abb. 11b). Zudem kommt es zu einer Aktivierung der Mikroglia sowie einer perivaskulären Ablagerung von Aß-Peptiden entlang zerebraler und zerebellärer Gefäße. Aus den neuropathologischen Veränderungen resultieren die diagnostischen Möglichkeiten mittels Liquordiagnostik und bildgebender Verfahren (MRT, PET), eine wahrscheinliche oder mögliche Alzheimer-Erkrankung von anderen Demenzursachen abzugrenzen (Tab. 3).[47]

Tab. 3: Wahrscheinliche oder mögliche Demenz bei Alzheimer-Krankheit mit Hinweisen auf den pathophysiologischen Prozess der Alzheimer-Krankheit

Amyloid-Marker	Marker für neuronale Schädigung
Erniedrigung von Aß42 im Liquor	Erhöhung von Tau und/oder von phosphoryliertem Tau im Liquor
Amyloid-Nachweis mittels Positronen-Emissions-Tomographie (PET)	Atrophie des medialen Temporallappens – dargestellt mittels Magnetresonanz-Tomographie (MRT) Parietotemporaler Hypometabolismus – dargestellt mittels Fluorodeoxyglukose-Positronen-Emissions-Tomographie (FDG-PET)

Alle pathophysiologischen Veränderungen münden schließlich in einen Verlust von Synapsen und Nervenzellen in regionär unterschiedlichem Ausmaß. Aus dem neuronalen Untergang insbesondere in subkortikalen Projektionskernen (Ncl. basalis Meynert, Locus coeruleus, Raphe-Kerne) resultiert eine cholinerge Deafferentierung von Kortex und Hippocampus, was der Grund für die Aufmerksamkeits- und Gedächtnisstörungen ist. Nervenzellverluste im Kortex treten erst in späteren Krankheitsstadien hinzu. Ferner kommt es zu einer vermehrten Glutamatfreisetzung mit konsekutiver Exzitotoxizität. Hierauf basieren die derzeitigen Therapieansätze mit Acetylcholinesteraseinhibitoren sowie dem NMDA-Rezeptor-Antagonist Memantine.

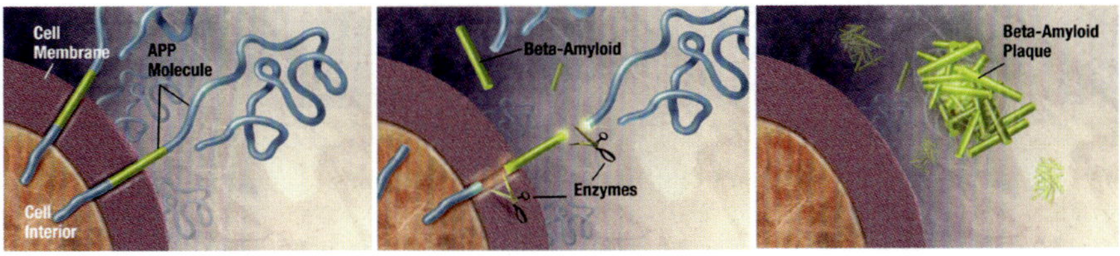

Abb. 11a: Pathologie der Alzheimer-Erkrankung mit extrazellulären Amyloid-Plaques: Durch proteolytische Spaltung des membranständigen APP durch β-Sekretasen anstelle der α-Sekretasen entstehen als Spaltprodukt Aß-Peptide, die in Form von Amyloid-Plaques extrazellulär abgelagert werden (Bildquelle: commons.wikimedia, Autor National institute on aging, public domain).

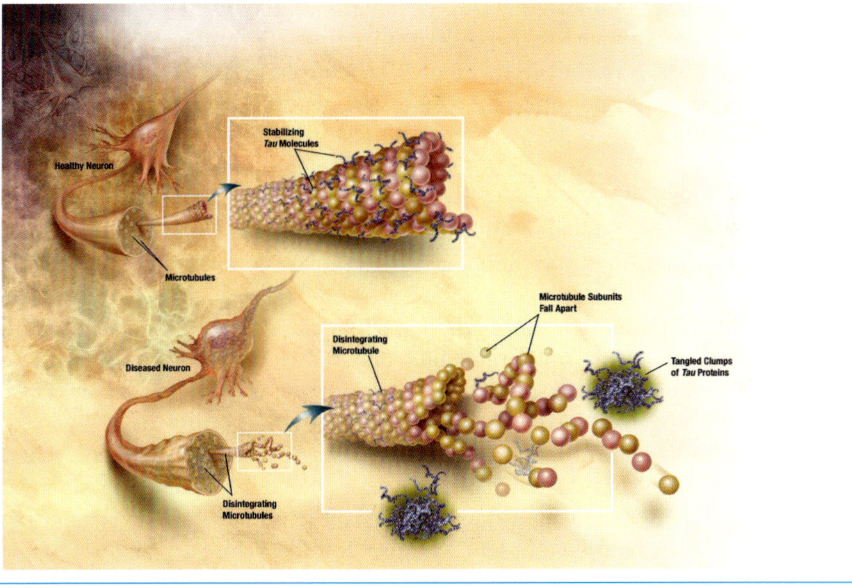

Abb. 11b: Pathologie der Alzheimer-Erkrankung mit intrazellulärer Ablagerung von Neurofibrillen: Durch abnorme Phosphorylierung kann das Tau-Protein nicht mehr an Mikrotubuli binden und aggregiert, sodass normale Stabilisierungs- und Transportprozesse in der Zelle gestört sind (Bildquelle: commons.wikimedia, Autor National institute on aging, public domain).

Der Terminus „Alzheimer-Erkrankung" unterliegt aus neuropathologischer Sicht derzeit einem Bedeutungswandel. Zu Forschungszwecken wurden für die Alzheimer-Erkrankung die Kriterien des NIA-AA (National Institute on Aging und die Alzheimer's Association) zuletzt 2018 und die Kriterien des IWG (International Working Group) zuletzt 2016 aktualisiert.[48, 49] Gemeinsam ist beiden die Einbindung von Biomarkern und Bildgebungsmarkern für die Alzheimer-Krankheit in Kombination mit dem klinischen Syndrom. Hierdurch unterscheiden sie sich von der rein syndromalen ICD-10-Definition der Alzheimer-Demenz. Beide Kriteriensätze wurden von zwei unabhängigen Arbeitsgruppen erarbeitet und unterliegen der regelmäßigen Evaluation. Beide stimmen darin überein, dass die Kombination von abnormalen Aβ und Tau Biomarkern die Alzheimer-Erkrankung als biologische Entität definiert, unabhängig vom klinischen Erscheinungsbild. Damit ergeben sich zwei unterschiedliche Bedeutungen des Begriffs „Alzheimer-Erkrankung": 1) Neuropathologisch benennt er das Vorliegen von amyloiden Plaques und Neurofibrillen mit einer charakteristischen Dichte und Verteilung und 2) beschreibt der Kliniker damit eine in der Anamnese charakteristische, aber möglicherweise multimodale Verschlechterung der Kognition und des Verhaltens vom Stadium der milden Beeinträchtigung hin zur Demenz.[50] Auch wenn es sich bei den NIA-AA-Kriterien und den IWG-Kriterien um Forschungskriterien handelt, ist ihre Abhandlung sinnvoll, um die Entwicklung der Diagnostik im Bereich der Biomarker und der Bildgebungsmarker zu verstehen, ebenso wie die Ansätze zur Entwicklung neuer Wirkstoffe bei der Demenz im Rahmen der Alzheimer-Erkrankung.

Symptome einer Demenz treten bei der Alzheimer-Erkrankung meist dann auf, wenn das limbische System bereits erhebliche neurofibrilläre Veränderungen zeigt und der Neokortex mit betroffen ist. Die ersten neuropathologischen Veränderungen gehen dem klinischen Krankheitsbeginn also um Jahre bis Jahrzehnte voraus. *Kernsymptome* sind kognitive Defizite mit Beeinträchtigung von Gedächtnis, visuell-räumlichem Denken sowie der Sprache. *Gedächtnisstörungen* stellen ein obligates und dominantes Symptom im Frühstadium der Erkrankung dar und betreffen aufgrund der primär im hippocampalen System lokalisierten neuropathologischen Veränderungen zunächst das Neugedächtnis (d. h. die Fähigkeit zur Aufnahme neuer Gedächtnisinhalte), was sich testpsychologisch in einer Störung des late recalls sowie des Wiedererkennens von Lerninhalten äußert. Mit der Gedächtnisstörung sind zeitliche und örtliche Orientierungsstörungen assoziiert. Erst im Verlauf der Erkrankung treten Störungen des Altgedächtnisses bis hin zum Verlust der eigenen Identität hinzu. *Visuell-räumliche Störungen* sind Ausdruck einer Degeneration des parietalen Assoziationskortex und äußern sich im Alltag durch Schwierigkeiten beim Schreiben, Rechnen, Zeichnen, Ankleiden, Zusammensetzen von Gegenständen sowie Ablesen von Uhren oder Karten. Komplexere und weniger geübte Tätigkeiten (z. B. Zeichnen) sind hiervon zuerst betroffen. Ein besonders geeigneter Früh- und Verlaufsindikator ist der Uhrentest nach Shulman. Die *Sprache* ist zu Beginn der Erkrankung durch subjektive Wortfindungsstörungen beeinträchtigt, die sich testpsychologisch in Form von Benennstörungen widerspiegeln. Im Krankheitsverlauf wird die Sprachstörung zunehmend alltagsrelevant mit vermehrt inhaltsarmen und floskelhaften, aber weiterhin flüssigen Äußerungen. Erst im Spätstadium versiegt die Sprache, was zu einem mutistischen Zustandsbild der Erkrankten führt.

Weitere *neuropsychologische Defizite* (Apraxie, visuelle Agnosie) treten ebenfalls erst im weiteren Krankheitsverlauf auf: Eine Apraxie äußert sich in einer Störung von Handlungsabläufen, die im Alltag zu einer zunehmenden Hilflosigkeit bei manuellen Verrichtungen des täglichen Lebens führt. Eine Beeinträchtigung in der Erkennung von Gegenständen, Bildern und Gesichtern (sog. visuelle Agnosie) ist ebenfalls ein Symptom der fortgeschrittenen Alzheimer-Erkrankung. Eine zunehmende *Einschränkung bei Alltagsaktivitäten* (activities of daily living, ADL) bedingt eine vermehrte Hilfsbedürftigkeit der Betroffenen im Alltag. Im fortgeschrittenen Demenzstadium können selbst basale ADLs (wie Körperpflege, Ankleiden, Essen) nicht mehr ausgeführt werden, eine eigenständige Lebensführung ist dann nicht mehr möglich.[51]

Atypische klinische Verläufe entstehen durch einen fokal akzentuierten Befall der Hirnrinde. Die häufigste Verlaufsvariante der Alzheimer-Erkrankung ist die *posteriore kortikale Atrophie*, die ihren Namen der im Vordergrund stehenden, zum Teil stark asymmetrischen Atrophie von Parietal- und Okzipitallappen verdankt.[52] Sie ist durch einen früheren Erkrankungsbeginn sowie eine anfänglich im Vordergrund stehende visuell-räumliche und ggf. apraktische Störung gekennzeichnet, erst im Verlauf entwickelt sich eine generalisierte Demenz.

Psychiatrische Begleitsymptome (Verhaltensstörungen) sind häufig und können in jedem Stadium der Alzheimer-Demenz vorkommen, wenngleich die einzelnen Symptome ihren Häufigkeitsgipfel in unterschiedlichen Stadien der Erkrankung haben. Zu unterscheiden sind affektive Symptome (Depression, Angst), Hyperaktivität (agitiertes Verhalten/Aggressivität, Euphorie, Enthemmung, psychomotorische Unruhe), psychotische Symptome (Wahn, Halluzination), Apathie (Apathie, Essstörungen) und Schlafstörungen (gestörter Tag-Nacht-Rhythmus mit nächtlichem Erwachen).[54] Eine depressive Störung tritt insbesondere im frühen Krankheitsstadium bei 30 % der Alzheimer-Erkrankten auf und stellt vermutlich eine Anpassungsstörung auf die erlebte Einschränkung dar. Im weiteren Verlauf treten Antriebslosigkeit, Unruhe (mit nächtlicher Betonung bei gestörtem Schlaf-Wach-Zyklus) und Reizbarkeit, aber auch Aggressivität in den Vordergrund. Verhaltensstörungen können hilfreich für die differenzialdiagnostische Abgrenzung zu anderen Demenzerkrankungen sein: Optische Halluzinationen im Frühstadium oder eine ausgeprägte Antriebsstörung und Wesensänderung beispielsweise sind typische Zeichen einer Lewy-Körperchen-Demenz bzw. frontotemporalen Degeneration (Tab. 4). Verhaltensstörungen stellen den wichtigsten Stressor für Pflegende und Angehörige dar und sind ein Prädiktor für die Aufnahme in einer Pflegeeinrichtung. Die Ursachen sind multifaktoriell, ihnen liegt eine erhöhte Vulnerabilität des Gehirns zugrunde, auf veränderte Umgebungsbedingungen mit Verhaltensstörung zu reagieren (z. B. ungünstige Kommunikation, Umgebungsänderungen, neu aufgetretene körperliche Symptome wie etwa Schmerzen).

Kasuistik: Verhaltensstörungen bei Alzheimer-Demenz

Bei der 80-jährigen Patientin sind seit Jahren zunehmende Gedächtnisstörungen zu beobachten. Während Erlebnisse aus der Jugend noch gut erinnert werden, sind aktuelle Ereignisse rasch vergessen (= Störung des Neugedächtnisses bei erhaltenem Langzeitgedächtnis). Im Gespräch wiederholt sie immer wieder die gleichen Inhalte. Gegenstände werden häufig verlegt und an ungewöhnlichen Orten wiedergefunden. Zunehmende Orientierungsstörungen haben zuletzt wiederholt dazu geführt, dass sich die Patientin auch in gewohnter Umgebung verlaufen hat (= Desorientierung). Nachdem sie nicht mehr ausreichend für sich selbst sorgen konnte und sich zunehmend vernachlässigt (= Einschränkung der Alltagsaktivitäten), erfolgt die Unterbringung in einem Pflegeheim. Seither bestehen zunehmende Schlafstörungen. Die Patientin ist nachts sehr unruhig und aktiv, tagsüber holt sie dann den verpassten Schlaf nach (= Umkehr des Tag-Nacht-Rhythmus). In den letzten Wochen verhält sie sich der Tochter gegenüber oftmals sehr aggressiv. Die Vorstellung, von den besuchenden Verwandten bestohlen zu werden, ist „zu einer fixen Idee" geworden, von der sie nicht abgebracht werden kann (= Wahnvorstellungen).

Nicht-medikamentöse Behandlungsverfahren sind für das therapeutische Vorgehen von besonderer Bedeutung. Neben Musiktherapie, Lichttherapie, Aromatherapie und strukturierter Freizeitaktivität spielt die Schulung von Angehörigen und Pflegenden im Umgang mit dementen Patienten eine wichtige Rolle. Feste Bezugspersonen, menschliche Zuwendung, eine übersichtliche Raumgestaltung sowie ein strukturierter Tagesablauf wirken ebenso wie Orientierungshilfen (wie Uhren, Kalender) und persönliche Gegenstände (Hörgerät, Brille, Fotos etc.) Verhaltensstörungen entgegen.

Tab. 4: Art der Verhaltensstörung nach Ätiologie der Demenz

Verhaltensstörung	AD	VD	LBD	FTD
Psychomotorische Agitiertheit	+++	+++	+++	+
Aggressives Verhalten	++	++	++	+
Wahnvorstellungen	++	++	+++	+
Halluzinationen	+	+	+++	–
Depression	++	+++	++	+
Angst	++	+++	+	+

Verhaltensstörung	AD	VD	LBD	FTD
Apathie/ Verlangsamung	++	+++	++	++++
Schlafrhythmusveränderung	++	++	++	+++
Appetitveränderung	+	+	+	+++
Sexuelle Enthemmung	+	+	+	+++

Körperliche Begleitsymptome (Gangunsicherheit, Inkontinenz, epileptische Anfälle, Dysphagie) komplizieren den Krankheitsverlauf erst im mittleren bis späten Demenzstadium. Einzige Ausnahme ist die Beeinträchtigung des Geruchssinns im Vor- bzw. Frühstadium der Erkrankung, die vermutlich durch eine Schädigung von Bulbus und Tractus olfactorius bedingt ist.[54] Im Endstadium der Erkrankung sind die Betroffenen bettlägerig und aufgrund der Ess- bzw. Schluckstörung häufig abgemagert. Häufige Todesursachen sind Pneumonie, Harnwegsinfekte oder andere koinzidente Erkrankungen.

3.2 Vaskuläre Demenz

Die vaskuläre Demenz ist der Überbegriff für eine Reihe von Demenzerkrankungen, bei denen eine ursächliche Verbindung mit einer vaskulären Hirnschädigung besteht. Verlauf und Art kognitiver Defizite sowie begleitender neurologischer bzw. psychiatrischer Symptome sind je nach Art und Ort der Schädigung entsprechend variabel. Es sollte ein zeitlicher Zusammenhang von drei Monaten zwischen dem Auftreten zerebrovaskulärer Ereignisse und der demenziellen Entwicklung bestehen oder die Symptomatik durch abrupten Beginn, fluktuierenden Verlauf oder stufenweise Verschlechterung gekennzeichnet sein. Wie die Alzheimer-Erkrankung ist die vaskuläre Demenz stark altersabhängig. Altersadjustierte Inzidenz-Raten gehen von 14,6 Erkrankten pro 1.000 Personenjahre aus. Meist lässt sich das demenzielle Syndrom einem der folgenden *Pathomechanismen* zuordnen[55]:

- Multiple territoriale Infarkte (*Multiinfarkt-Demenz*): mehrere gleichzeitig oder zeitlich versetzt auftretende Hirninfarkte in strategisch mehr oder weniger relevanten Hirnregionen.[56]
- Strategische Infarkte (*strategische Infarktdemenz*): Einzelne kleine Infarkte führen aufgrund ihrer Lokalisation zu schwerwiegenden kognitiven Defiziten. Zu den klassischen Lokalisationen zählen Thalamus (insbes. bei bilateralen Infarkten), hinteres Kapselknie, frontales Marklager und Gyrus angularis.[57, 58]
- Marklagerläsionen und Lakunen (*subkortikale ischämische vaskuläre Demenz*; früher subkortikale arteriosklerotische Enzephalopathie, SAE): Häufigste bildgebende Befunde sind ischämische Marklagerläsionen (sogenannte white matter lesions) und Lakunen (zystisch umgewandelte Infarkte), meist auf dem Boden

einer zerebralen Mikroangiopathie. Die klinische Symptomatik ist durch psychomotorische Verlangsamung, Konzentrations- und Aufmerksamkeitsstörung (dysexekutives Syndrom), Vergesslichkeit, Antriebsstörung bis hin zur Apathie sowie Gangstörung (kleinschrittiges, schlurfendes Gangbild; „lower body parkinsonism“) und Miktionsstörungen (imperativer Harndrang oder Inkontinenz) geprägt.

- Hirnblutungen (*hämorrhagische Demenz*): Sowohl makroskopische Hirnblutungen (intrazerebrale Blutung, ICB) als auch zerebrale Mikroblutungen erhöhen das Risiko für die Entwicklung von kognitiven Defiziten und Demenz. Ursache sind in der Regel eine zerebrale Mikroangiopathie bei langjährigem Hypertonus oder eine zerebrale Amyloidangiopathie (CAA).[58, 59]

Seltenere Ursachen vaskulärer Demenzsyndrome sind globale Hypoperfusion (z. B. bei kardialer Erkrankung), Subarachnoidalblutungen, Sinusthrombosen, Vaskulitiden sowie genetische Erkrankungen (z. B. CADASIL, CARASIL).

Die *Prävalenz* einer vaskulären Demenz nach Schlaganfall (sog. Post-Stroke-Demenz) liegt anhand einer Metaanalyse im ersten Jahr nach dem Ereignis bei ca. 20 %, wenn Patienten mit vorbestehender Demenz ausgeschlossen werden.[60] Zu den Risikofaktoren zählen höheres Alter, niedrigerer Bildungsstand, wiederholte Schlaganfälle, multiple vaskuläre Risikofaktoren (vor allem Vorhofflimmern, Rauchen, Diabetes mellitus), Depression und frühe epileptische Anfälle.

Diagnosekriterien: nach den *NINDS-AIREN-Kriterien* liegt eine vaskuläre Demenz vor bei

- Vorhandensein eines demenziellen Syndroms nach ICD-10,
- anamnestischem, klinischem oder radiologischem Nachweis einer zerebrovaskulären Erkrankung und
- zeitlichem Zusammenhang zwischen beiden.

Diagnostisch wird bei Verdacht auf eine vaskuläre Demenz eine zerebrale Bildgebung (bevorzugt cMRT) empfohlen. Sie dient dem Nachweis einer vaskulären Läsion als Ursache der Demenz sowie dem Ausschluss anderer (insbes. behandelbarer) Demenzursachen (z. B. Tumor, Subduralhämatom, Normaldruckhydrozephalus). Eine Untersuchung der hirnversorgenden Gefäße sollte bevorzugt mittels Duplexsonographie erfolgen.

Die Therapie der vaskulären Demenz umfasst

- die Behandlung der vaskulären Grundkrankheit und der vaskulären Risikofaktoren (v. a. arterielle Hypertonie, Vorhofflimmern)
- die Sekundärprophylaxe weiterer vaskulärer Ereignisse und damit Verhinderung eines Fortschreitens der kognitiven Defizite
- nicht-medikamentöse sowie psychiatrische Begleittherapie
- neurorehabilitative Maßnahmen

Die meisten Risikofaktoren für die Entwicklung eines Schlaganfalls decken sich mit den Risikofaktoren für eine Demenz. Hierzu zählen neben dem Alter das Vorliegen von Bluthochdruck, Diabetes mellitus, Fettstoffwechselstörung, Vorhofflimmern, vorangegangener Schlaganfall, KHK, Herzinsuffizienz, Niereninsuffizienz sowie Lebensstilfaktoren (Rauchen, Bewegungsmangel, Übergewicht).[61]

3.3 Gemischte Demenz

Unter einer gemischten Demenz sind demenzielle Syndrome zu verstehen, die neben Symptomen einer Alzheimer-Erkrankung auch solche einer vaskulären Demenz zeigen. Das Risiko für beide Erkrankungen steigt mit zunehmendem Lebensalter, sodass bei älteren Patienten mit einer deutlich erhöhten Komorbidität zu rechnen ist. Möglicherweise wird erst durch die Summation von vaskulärer Schädigung und Alzheimer-bedingten Veränderungen die Demenz klinisch manifest, meist sind die Patienten schwerer betroffen. Oftmals ist eine scharfe diagnostische Trennung zwischen vaskulärer Demenz und Alzheimer-Erkrankung nicht möglich. Mikroangiopathische Veränderungen bedingen am häufigsten die vaskulären Schädigungen bei gemischter Demenz. Auch wenn Häufigkeitsangaben zur gemischten Demenz variieren, ist bei mindestens 20 % der Demenzen von einer gemischten Pathologie auszugehen.

Diagnostische Kriterien der gemischten Demenz der International Working Group (IWG, nach Dubois et al., 2014) umfassen das

- Vorliegen von Hinweisen auf eine Alzheimer-Erkrankung anhand der klinischen Präsentation sowie den paraklinischen Untersuchungsbefunden (insbesondere Bildgebung, PET, Liquor)
- Vorliegen einer zerebrovaskulären Erkrankung basierend auf der klinischen Präsentation (stattgehabter Schlaganfall, fokalneurologische Defizite) sowie passenden vaskulären Veränderungen in der zerebralen Bildgebung (wie Mikroangiopathie, strategische Infarkte, Blutungen)

Die vaskuläre Diagnostik (Ultraschall, kardiale Diagnostik) sollte analog zu den Empfehlungen bei der vaskulären Demenz erfolgen.

3.4 Demenz mit Lewy-Körperchen und Parkinson-Demenz

Demenz mit Lewy-Körperchen (Lewy-Body-Demenz) und Parkinson-Demenz sind charakterisiert durch die Ablagerung von Alpha-Synuklein – einem fehlgefalteten Protein, das histopathologisch Hauptbestandteil der Lewy-Körperchen (Abb. 12) ist. Diese Einschlusskörperchen tragen den Namen von Friedrich H. Lewy, der als junger Arzt im Labor von Alois Alzheimer tätig war. Die Folge ist eine Neurodegeneration der betroffenen Nervenzellen. Sie finden sich im Hirnstamm (inkl. Substantia nigra), Locus coeruleus, dorsalem Vaguskern, Nucleus basalis Meynert sowie im limbischen System und Neokortex. Deswegen leiden Betroffene unter einer Kombination von Bewegungsstörungen (dopaminerges Defizit) und kognitiven Einschränkungen (cholinerges Defizit).

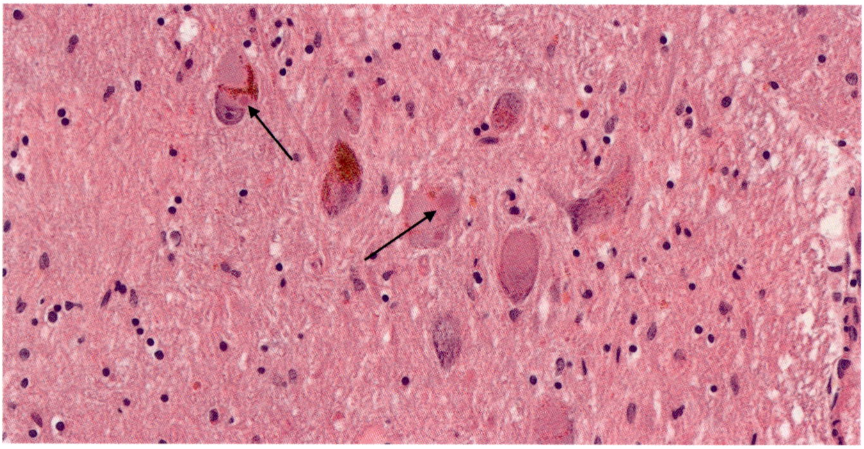

Abb. 12: Histopathologischer Befund bei der Lewy-Body-Demenz: Nachweis von Lewy-Körperchen (schwarze Pfeile) (mit freundlicher Genehmigung von Prof. Jürgen Schlegel, Institut für Allgemeine Pathologie und Pathologische Anatomie der Technischen Universität München).

Bei der Mehrzahl der Patienten finden sich gleichzeitig auch Alzheimer-Pathologien (Amyloid-Plaques und Neurofibrillen). Manche Autoren nehmen ein kontinuierliches nosologisches Spektrum mit unterschiedlicher Ausprägung der Anteile von Alzheimer-Pathologie und Lewy-Körperchen an (Abb. 13).

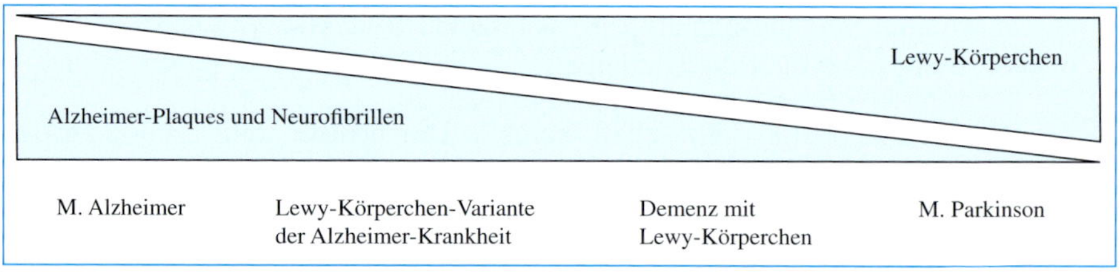

Abb. 13: Nosologisches Spektrum von Alzheimer-Erkrankung zum Morbus Parkinson

Das typische klinische Bild der Demenz mit Lewy-Körperchen umfasst neben den kognitiven Defiziten

- extrapyramidalmotorische Symptome (Rigor, Hypokinesie),
- einen fluktuierenden Verlauf (durch Überlagerung von Verwirrtheitszuständen),
- visuelle Halluzinationen (z.T. szenisch ausgestaltet, Dauer Tage bis Wochen möglich) und
- eine ausgeprägte Neuroleptika-Sensitivität.

Aufgrund der oben beschriebenen Pathophysiologie besteht durch jede anticholinerge oder antidopaminerge Substanz die Gefahr der klinischen Verschlechterung. Konventionelle Neuroleptika und stark anticholinerge Atypika (z. B. Clozapin) sind daher zu meiden, da sie eine schwere akinetische Krise bzw. ein malignes neuroleptisches Syndrom auslösen oder Verwirrtheit verstärken können. Die klinische Diagnose wird anhand der Konsensus-Kriterien (Tab. 5)[62] gestellt. Schweregrad der Demenz bzw. Ausmaß visueller Halluzinationen korrelieren jeweils mit der Dichte der Lewy-Körperchen im Kortex bzw. Temporallappen.[63, 64]

Im Vergleich zur Alzheimer-Erkrankung gibt es Hinweise auf eine raschere Krankheitsprogression: Nach Diagnosestellung verläuft die Demenz mit Lewy-Körperchen durchschnittlich über drei bis sechs Jahre.

Tab. 5: Klinisch-diagnostische Konsensuskriterien der Demenz mit Lewy-Körperchen (adaptiert nach McKeith et al., 2005)

Zentrales Merkmal	Demenz (einhergehend mit Funktionseinschränkungen im Alltag) mit • relativ gut erhaltener Gedächtnisfunktion zu Erkrankungsbeginn • häufig Aufmerksamkeitsstörungen, Beeinträchtigungen der exekutiven und visuoperzeptiven Funktionen
Kernsymptome	• kognitive Fluktuationen, insbes. von Aufmerksamkeit und Wachheit • wiederkehrende ausgestaltete visuelle Halluzinationen • motorische Parkinson-Symptome
Stark hinweisende Merkmale	• REM-Schlafverhaltensstörungen (Schreien, Sprechen, motorisches Ausagieren von Träumen) • ausgeprägte Überempfindlichkeit gegenüber Neuroleptika • verminderte dopaminerge Aktivität in den Basalganglien (SPECT, PET)
Unterstützende Merkmale (häufig)	• wiederholte Stürze oder Synkopen • vorübergehende Bewusstseinsstörung • schwere autonome Dysfunktion (orthostatische Hypotension, Urininkontinenz) • Halluzinationen in anderen Modalitäten, systematischer Wahn, Depression • Erhaltung des medialenTemporallappens (cCT/cMRT), verminderter Metabolismus, insbes. im Okzipitallappen • pathologisches MIBG-SPECT des Myokards • verlangsamte EEG-Aktivität mit temporalen scharfen Wellen

Abrenzung der Demenz mit Lewy-Körperchen von einer Parkinson-Demenz: Während bei der Demenz mit Lewy-Körperchen bereits zu Beginn oder innerhalb eines Jahres nach Beginn der motorischen Parkinson-Symptome kognitive Störungen auftreten (sog. 1-Jahres-Regel), entwickelt sich bei der klassischen Parkinson-Erkrankung eine Demenz erst viele Jahre nach den ersten motorischen Einschränkungen (sog. Demenz bei Morbus Parkinson). Die Parkinson-Erkrankung ist klinisch gekennzeichnet durch Hypokinese, Rigor, Ruhetremor und posturale Instabilität. In Abgrenzung zu den atypischen Parkinson-Syndromen ist das gute Ansprechen auf L-Dopa ein weiteres diagnostisches Kriterium. Der Anteil der dementen Parkinson-Patienten variiert in den verschiedenen Studien, bei lang dauerndem Krankheitsverlauf entwickeln bis zu 50 % der Patienten eine Demenz.

Als Risikofaktoren für die Entwicklung einer Demenz bei Morbus Parkinson sind zu nennen

- hohes Alter bei Erkrankungsbeginn,
- ausgeprägte motorische Symptome (v. a. Brady-/Akinese),
- Sprechstörung,
- axiale motorische Symptome,
- schlechte Ergebnisse bei Wortflüssigkeitstests,
- frühes Auftreten von L-Dopa-induzierten psychotischen Episoden,
- Nikotinkonsum,
- Depression.[65]

3.5 Demenz bei anderen degenerativen Systemerkrankungen

Atypische Parkinson-Erkrankungen (insbesondere die progressive supranukleäre Paralyse, seltener corticobasale Degeneration und Multisystematrophien) und Chorea Huntington sind Beispiele degenerativer Systemerkrankungen, die mit einer Demenz assoziiert sein können.

Unter den atypischen Parkinson-Syndromen geht insbesondere die *Progressive supranukleäre Blickparese* (PSP; früher Steele-Richardson-Olszewski-Syndrom) mit einer Demenz einher. Klinisch ist diese Erkrankung geprägt durch eine supranukleäre vertikale Blickparese, einen insbesondere axialen Rigor, häufige Stürze und eine mimische Starre (verbunden mit weit aufgerissenen starren Augen und einer sehr niedrigen Lidschlagfrequenz). Neuropathologisch liegt der PSP eine Degeneration im Bereich von Mittel- und Zwischenhirn zugrunde infolge einer Ablagerung von hyperphosphoryliertem Tau-Protein (und gehört damit in die Gruppe der sog. Tauopathien). Bildgebend zeigt sich eine Verschmächtigung von Mittelhirnschenkel („Mickey-Mouse-Zeichen") und rostralem Mittelhirn („Kolibri-Zeichen"). Die kognitiven Einschränkungen entsprechen dem Störungsmuster der subkortikalen Demenz.

Bei der *Chorea Huntington* (sog. Veitstanz) handelt sich sich um eine autosomal-dominant vererbte Trinukleotiderkrankung (CAG-Repeats), der eine Mutation im Huntingtin-Gen auf Chromosom 4 zugrunde liegt. Bei den meisten Patienten wird die Erkrankung im mittleren Lebensalter (zwischen dem 30. und 40. Lebensjahr) diagnostiziert. Häufigste Frühsymptome sind choreatiforme Hyperkinesien, die anfangs insbesondere distale Extremitätenabschnitte und das Gesicht betreffen. Im Verlauf breiten sich diese auf den Rumpf und proximale Extremitätenabschnitte aus, wodurch das tänzelnde Gangbild entsteht. Aus diesem leitet sich auch der Name der Erkrankung (Chorea, lat. = Rundtanz) ab. Regelhaft finden sich psychiatrische Begleitsymptome, bei einem Drittel der Patienten sind diese die Erstmanifestation der Erkrankung. Hierunter fallen Akzentuierungen von Persönlichkeitszügen, Apathie, Aggressivität, vermehrte Ablenkbarkeit, Reizbarkeit, Depression und gelegentlich Wahnvorstellungen. Beeinträchtigungen kognitiver Leistungen umfassen insbesondere exekutive Funktionen und Aufmerksamkeit. Zudem entwickeln die Patienten ähnlich wie bei der Parkinson-Erkrankung Störungen des deklarativen Gedächtnisses (mit Beeinträchtigung von Strukturierung des zu lernenden Materials und dessen Abruf). Ferner bestehen Defizite im Langzeitgedächtnis. Bildgebend typisch für die Huntington-Erkrankung ist die frühzeitige Atrophie von Caudatum und Putamen.

3.6 Frontotemporale Lobärdegeneration (frontotemporale Demenz, FTD)

Bei der frontotemporalen Lobärdegeneration (FTD, früher: Morbus Pick) handelt es sich um eine heterogene Gruppe von ZNS-Erkrankungen. Allen gemeinsam ist eine progrediente Demenz, die im mittleren Lebensalter und damit deutlich früher als die Alzheimer-Demenz schleichend beginnt. Aus der betonten Lokalisation des neurodegenerativen Prozesses im Bereich von Frontal- und Temporallappen (gelegentlich auch Basalganglien und motorische Vorderhornzellen) ergibt sich die klinische Präsentation. Sie ist durch eine frühe, langsam fortschreitende Persönlichkeitsänderung und Verlust sozialer Fähigkeiten und/oder Beeinträchtigung des Sprachvermögens charakterisiert. Gedächtnisleistungen und Orientierungssfähigkeit bleiben zunächst gut erhalten, was eine frühe Diagnosestellung oftmals erschwert. Im Krankheitsverlauf spielen Beeinträchtigungen von Intellekt, Gedächtnis und Sprachfunktionen mit Apathie, Euphorie und gelegentlich auch extrapyramidale Phänomene eine zunehmende Rolle.[66]

Die FTD wird in klinisch definierte Prägnanztypen unterteilt, die vor allem im Frühstadium unterscheidbar sind und im Verlauf ineinander übergehen können:

1. B*ehaviorale Variante* (Verhaltensvariante) der FTD (bvFTD, etwa 60 %)[67] mit im Vordergrund stehenden Verhaltensauffälligkeiten (wie Apathie, frontale Enthemmung, Wesensänderung, Tab. 6)

2. P*rimär progressive Aphasie* (PPA, etwa 40 %) in drei Varianten (nicht-flüssige, agrammatische PPA, semantische PPA, logopenische PPA)[68] mit im Vordergrund stehender Sprachstörung

Tab. 6: Diagnostische Kriterien der behavioralen Variante der FTD[69] (adaptiert nach Rascovsky et al., 2011)

Hauptsymptom	fortschreitende Zunahme von Verhaltens- und/oder kognitiven Defiziten, die durch Beobachtung oder Fremdanamnese belegbar ist
Nebensymptome	• frühe Verhaltensenthemmung: – sozial unangemessenes Verhalten – Verlust von Umgangsformen oder Anstand – impulsive, unüberlegte oder leichtsinnige Handlungen • frühe Apathie oder Passivität • früher Verlust von Sympathie oder Empathie: – vermindertes Eingehen auf die Bedürfnisse und Gefühle anderer Personen – vermindertes Interesse an sozialen Kontakten und Beziehungen – Abnahme persönlicher Wärme • frühes perseveratives, stereotypes oder zwanghaftes/ritualisiertes Verhalten: – einfache repetitive Bewegungen – komplexes, zwanghaftes oder ritualisiertes Verhalten – sprachliche Stereotypien • Hyperoralität und Veränderungen der Ernährungsgewohnheiten: – veränderte Nahrungspräferenzen – Essattacken, gesteigerter Konsum von Alkohol oder Nikotin/ Zigaretten – in den Mund nehmen oder Verzehren von nicht essbarem Material
Neuropsychologisches Profil	• Defizit bei Aufgaben mit exekutiver Komponente • relativ erhaltenes episodisches Gedächtnis • relativ erhaltene visuell-räumliche Leistungen
Bildgebende Verfahren	• frontale und/oder anterior-temporale Atrophie im MRT oder CT • frontale und/oder anterior-temporale Hypoperfusion oder Hypometabolismus im SPECT oder PET

Die drei Varianten der primär progressiven Aphasie unterscheiden sich in Ausprägung der Sprachstörung sowie Lokalisation des degenerativen Prozesses.[68]

Nicht-flüssige, agrammatische PPA: unflüssige Spontansprache mit phonematischen Paraphasien (Lautfehler)

- Agrammatismus in der expressiven Sprache
- angestrengtes stockendes Sprechen mit inkonsistenten Lautfehlern und Lautentstellungen (Sprechapraxie)
- zudem: beeinträchtigtes Verständnis syntaktisch komplexer Sätze, intaktes Einzelwortverständnis, intaktes Objektwissen
- Bildgebung: vorwiegend links posteriore fronto-insuläre Atrophie im MRT bzw. links posteriore fronto-insuläre und temporale Hypoperfusion oder Hypometabolismus in SPECT oder PET

Semantische PPA: flüssige, aber inhaltsleere Spontansprache mit semantischen Paraphasien (Benutzen falscher Worte)

- beeinträchtigtes Benennen
- beeinträchtigtes Einzelwortverständnis
- zudem: beeinträchtigtes Objektwissen (vor allem für seltenes oder wenig vertrautes Material), Oberflächendyslexie oder Dysgraphie, intaktes Nachsprechen, intakte Sprachproduktion (Grammatik und Sprechmotorik)
- Bildgebung: vorwiegend anterior-temporale Atrophie im MRT bzw. anterior-temporale Hypoperfusion oder Hypometabolismus in SPECT oder PET

Logopenische PPA: oft mit Amyloid-Deposition assoziiert und damit auch als die atypische, sprachbezogene Variante der Alzheimer-Krankheit gewertet

- Wortfindungsstörungen für Einzelworte in Spontansprache und Benennen
- beeinträchtigtes Nachsprechen auf Satz- und Phrasenebene
- zudem: phonematische Paraphasien in Spontansprache und Benennen, intaktes Einzelwortverständnis und Objektwissen, intakte Sprechmotorik, kein offenkundiger Agrammatismus
- Bildgebung: vorwiegend links posterior-perisylische oder parietale Atrophie im MRT bzw. parietotemporale (linksseitig betonte) Hypoperfusion oder Hypometabolismus in SPECT oder PET

Kasuistik: Frontotemporale Demenz

Ein 57-jähriger Patient stellt sich aufgrund von Antriebsmangel und Konzentrationsstörungen erstmals psychiatrisch vor.

Er klagt über Sorgen um seinen Arbeitsplatz, man wolle ihm aus ihm unbekannten Gründen kündigen. Es wird zunächst eine Depression vermutet. Arbeitskollegen berichten über einen schleichenden Leistungsabfall in den letzten fünf Jahren. Die ihm übertragenen Aufgaben habe er häufig vergessen, ohne dabei Schuldgefühle oder ein schlechtes Gewissen zu zeigen. Aufgrund einer Fehlentscheidung des Patienten habe die Firma erhebliche Verluste erlitten, was ihn jedoch keineswegs betroffen macht. Er berichtet ohne jegliche Emotion darüber. Der Affekt ist deutlich verflacht. Die Ehefrau beklagt bei der Wiedervorstellung einige Monate später zudem, dass sich die Persönlichkeit ihres Mannes relevant verändert habe. Er sei sonst ein so guter Zuhörer gewesen. Jetzt könne man sich allerdings nicht mehr vernünftig mit ihm unterhalten. Er gehe nicht auf Argumente ein, sondern spreche immer stur weiter, ohne sich unterbrechen zu lassen. Teilweise sei auch die Sprache auffällig, immer wieder verwende er falsche Worte. Er scheint zudem keinerlei Interesse mehr an der Familie zu haben. Phasenweise sei er sehr unruhig und wirke wie getrieben, auch reagiere er zunehmend aggressiv. Der Patient selbst hat keinerlei Krankheitseinsicht, er fühlt sich ganz gesund.

Die FTD ist insgesamt viel seltener als die Alzheimer-Krankheit. Bei den Patienten allerdings, die jünger als 65 Jahre sind, treten die Alzheimer-Krankheit und FTD gleich häufig auf. Die meisten Studien weisen darauf hin, dass Männer und Frauen gleich häufig betroffen sind. Während die behaviorale Variante der FTD typischerweise im Alter von 45 bis 60 Jahren beginnt (selten vor dem 30. Lebensjahr oder nach dem 75. Lebensjahr), manifestiert sich die primär progressive Aphasie meist im 7. Lebensjahrzehnt. Die durchschnittliche Krankheitsdauer liegt bei sechs bis acht Jahren (mit erheblicher Schwankungsbreite zwischen zwei und 20 Jahren), wobei die FTD-MND-Variante (s. unten) mit einer Überlebensrate von zwei bis drei Jahren die schlechteste Prognose aufweist.[70]

Auch histopathologisch ist die Gruppe der FTD sehr heterogen. Durch Ablagerungen unterschiedlicher Eiweiße (Tau, TDP-43, FUS, Ubiquitin) kommt es zur Schädigung der Nervenzellen. Trotz eines hohen Anteils weiterer Erkrankungsfälle unter Verwandten von FTD-Patienten (bis 40 %), gibt es nur wenige bekannte Mutationen. Ein Beispiel ist die autosomal-dominant vererbte FTD mit Parkinson, die durch eine Mutation im Tau-Gen auf Chromosom 17q21 hervorgerufen wird (sog. FTDP-17).[71] Auf der Ebene der Neurotransmitter konnte ein Defizit serotonerger und dopaminerger Neurone und Rezeptoren gezeigt werden, wohingegen cholinerge und noradrenerge Übertragungssysteme keine Beeinträchtigung aufwiesen (woraus der fehlende Effekt von Acetylcholinesterase-Inhibitoren resultiert). Die funktionelle Bedeutung des Verlustes glutamaterger and GABAerger Neurone ist derzeit noch unklar.[72] Es gibt bislang keine etablierte pharmakologische Behandlung von kognitiven oder Verhaltensauffälligkeiten bei FTD, es sollten vielmehr nicht-medikamentöse Therapieansätze verfolgt werden. Es existiert jedoch limitierte Evidenz, dass Antidepressiva wie Selektive Serotonin Wiederaufnahme Hemmer (SSRIs) Impulsivität, Reizbarkeit, Essverhalten und Enthemmung positiv beeinflussen können.[73]

Sonderform: *Frontotemporale Demenz mit amyotropher Lateralsklerose (FTD-MND)*

Eine Koinzidenz von Demenz und Motoneuronerkrankung (MND) wurde im Jahr 1929 erstbeschrieben und macht etwa 15 % der frontotemporalen Demenzen aus. Umgekehrt entwickeln etwa 5 % der Patienten mit amyotropher Lateralsklerose eine frontotemporale Demenz.[74] Die FTD-MND manifestiert sich in der Regel im 6. Lebensjahrzehnt, Frauen sind doppelt so häufig betroffen wie Männer. Die psychiatrischen Symptome entsprechen denen der isolierten FTD und gehen den neurologischen Symptomen meist voraus (selten gleichzeitiger Beginn). Neurologische Ausfälle werden durch die Affektion des 1. und 2. Motoneurons bestimmt: Neben fokal beginnenden, im Verlauf generalisierten Paresen der Extremitätenmuskulatur entwickeln viele Patienten infolge einer Beteiligung kaudaler Hirnnerven eine Bulbärparalyse. Neben Sprech- und Schluckstörungen kommt der Lähmung der Atemmuskulatur prognosebestimmende Bedeutung zu.

3.7 Symptomatische Demenz

Neben Schädel-Hirn-Traumata und entzündlichen Erkrankungen des Gehirns können auch Allgemeinerkrankungen, welche ihren Ursprung nicht im Gehirn haben, symptomatische (sekundäre) Demenzen verursachen. Sie entstehen häufig bei internistischen Erkrankungen und können – insbesondere bei rechtzeitiger Diagnose und Therapie – partiell oder vollständig reversibel sein.
Als Ursachen symptomatischer Demenzen kommen in Frage

- *Metabolische Erkrankungen*: Hypo-/Hyperthyreose, Hashimoto-Thyreoditis (SREAT, Steroid-responsive Enzephalopathie), Hypo-/Hyperparathyreoidismus, Diabetes mellitus (insbes. Hypoglykämien), hepatische/urämische/pankreatische Enzephalopathien, Morbus Wilson (autosomal-rezessiv vererbte Erkrankung des Kupferstoffwechsels, die mit Veränderungen der Leber und Basalganglien einhergeht; auch als hepatolentikuläre Degeneration bezeichnet), Porphyrie
- *Hypoxien* (z. B. nach Herz-Kreislauf-Stillstand), chronische Anämien
- *Infektiöse/entzündliche Erkrankungen*: HIV-Enzephalopathie, progressive multifokale Leukenzephalopathie (PML) durch JC-Virus, Creutzfeldt-Jakob-Erkrankung (Prionenerkrankung), chronisch entzündliche Erkrankungen des zentralen Nervensystems (Multiple Sklerose, Sarkoidose, Morbus Behcet, systemischer Lupus erythematodes), Enzephalitiden (wie Herpes-Enzephalitis, limbische Enzephalitis)
- *Vitaminmangelzustände*: Mangel an Vitamin B1 (Wernicke-Enzephalopathie, Korsakow-Syndrom), Vitamin B6, Vitamin B12, Folsäure,
- *Toxisch*: Alkoholismus, Intoxikationen mit CO, Lösungsmitteln, Schwermetallen (wie Blei, Arsen, Quecksilber, Thallium)
- *Traumatisch* (Schädel-Hirn-Trauma)
- Sonstige Erkrankungen des zentralen Nervensystems: Normdruckhydrocephalus (NPH), langsam wachsende zerebrale Tumore (z. B. Meningeom)
- *Elektrolytstörungen*: Hypo-/Hypernatriämie, zentrale pontine Myelinolyse
- *Pharmakogen*: insbes. Anticholinergika bzw. Medikamente mit anticholinergen Nebeneffekten (wie tri-/tetrazyklische Antidepressiva, Butyrophenone, Lithium) und Hypnotika (Barbiturate, Benzodiazepine)

Hieraus ergibt sich die Sinnhaftigkeit der in Kap. 2 dargestellten Basisdiagnostik mittels Laboruntersuchungen, einmaliger zerebraler Bildgebung sowie Anamnese inkl. Medikamentenanamnese bei neu auftretenden demenziellen Syndromen.

3.8 Demenz und Depression

Depression und Demenz zählen zu den häufigsten psychischen Erkrankungen älterer Menschen und treten oft gemeinsam auf. Die Wechselwirkungen zwischen somatischen und psychischen Erkrankungen sind vielfältig und besonders für die Depression gut belegt. Dabei ist die Depression nicht nur als eine psychische Reaktion auf die belastende Situation einer schwerwiegenden körperlichen Erkrankung zu verstehen, vielmehr handelt es sich um ein komplexes, interagierendes Bedingungsgefüge von somatischer Erkrankung, angewandten Therapiemaßnahmen, individuellen Bewältigungsressourcen und psychischen Störungen.[75, 76] Gut belegt ist dies beispielsweise für die Entwicklung kardiovaskulärer Erkrankungen mit erhöhtem relativen Risiko beim Vorhandensein depressiver Störungen. Besonders bedeutsam sind auch die Zusammenhänge zwischen hirnorganischen Erkrankungen und Depression. In Analogie zu den kardiovaskulären Ereignissen gilt dies für zerebrovaskuläre Erkrankungen wie Schlaganfälle und vaskuläre Demenzen.[77] Immer noch nicht vollständig geklärt ist der Zusammenhang zwischen Depression und Alzheimer-Demenz. Sicher ist, dass speziell Patienten, die im höheren Lebensalter erstmalig an einer Depression erkranken und über kognitive Störungen klagen, mit zunehmender Dauer der Verlaufsbeobachtung eine Demenz erleiden.[78] Andererseits zeigte eine Metaanalyse, dass Depressionen generell ein doppelt so hohes Risiko für die Entwicklung einer Alzheimer-Demenz mit sich bringen.[79]

Die Depression stellt damit einen Risikofaktor für die Entwicklung einer Demenz dar, kann jedoch auch Frühsymptom der Demenz sein, kann sich reaktiv auf die Diagnosestellung zu Beginn der Demenz (bei erhaltener Krankheitseinsicht) entwickeln oder schließlich im Laufe der Demenz auftreten (Tab. 7). Depressive Störungen beeinträchtigen wiederum Kognition, Alltagsfunktionen (ADL) und soziale Kompetenz der Demenzkranken zusätzlich und lassen sie noch „dementer" erscheinen.

Tab. 7: Zusammenhang zwischen Demenz und Depression

Zufälliges Zusammentreffen (Koexistenz) von Demenz und Depression	Diagnosekriterien beider Erkrankungen werden erfüllt
Ausgeprägte kognitive Störung bei Depression („depressive Pseudodemenz")	Störung mühevoller Informationsverarbeitung, Ermüdbarkeit, eingeschränkte Mitarbeit bei neuropsychologischen Tests („Weiß-nicht"-Antworten)
Depressive Symptomatik bei Demenz	depressives Syndrom inkomplett oder atypisch, Einzelsymptome wie Affektlabilität, pathologisches Weinen etc.

Kognitive Defizite bei depressiven Patienten konnten in vielen Studien belegt und bereits in einem Alter gesehen werden, in dem noch keine Demenz zu erwarten ist. Die Ursachen hierfür sind vielfältig, stets gilt es zunächst, negative medikamentöse Einflüsse (z. B. Benzodiazepine) auszuschließen. In der neurowissenschaftlichen Grundlagenforschung konnte ein Zusammenhang mit zwei gestörten Funktionssystemen im Frontalhirn gezeigt werden.[80, 81] Ferner können insbesondere im höheren Lebensalter vaskuläre Störungen von Bedeutung sein (sog. vaskuläre Depression), sodass auf vaskuläre Risikofaktoren sowie Zeichen zerebrovaskulärer

Läsionen zu achten ist.[82] Besonders beim älteren depressiven Patienten ist nicht immer sofort zu entscheiden, ob eine altersgemäße Beeinträchtigung, eine depressionsspezifische Störung kognitiver Leistungen oder eine beginnende Demenz vorliegt. So werden in den Diagnosekriterien der Depression nach ICD-10[76, 83] (Tab. 8) Konzentrationsstörungen, Ermüdbarkeit und psychomotorische Verlangsamung als Symptome der Depression beschrieben.

Tab. 8: Symptome der Depression nach ICD-10

Hauptsymptome	• depressive, gedrückte Stimmung • Interessenverlust und Freudlosigkeit • Verminderung des Antriebs mit erhöhter Ermüdbarkeit (oft selbst nach kleinen Anstrengungen) und Aktivitätseinschränkung
Zusatzsymptome	• verminderte Konzentration und Aufmerksamkeit • vermindertes Selbstwertgefühl und Selbstvertrauen • Schuldgefühle und Gefühle von Wertlosigkeit • negative und pessimistische Zukunftsperspektiven • Suizidgedanken, erfolgte Selbstverletzung oder Suizidhandlungen • Schlafstörungen • verminderter Appetit

Erschwerend kommt hinzu, dass sich der psychopathologische Befund bei einer Depression im Alter von dem jüngerer depressiver Patienten unterscheidet.[84] Häufiger bei Depressionen im höheren Lebensalter finden sich Hypochondrie, somatische Syndrome (insbesondere gastrointestinale Beschwerden wie Appetitstörungen, Obstipation, Diarrhoe) und Agitation, seltener als bei jüngeren Depressiven spielen Schuldgefühle oder sexuelle Beeinträchtigungen eine Rolle.

Zur Abgrenzung der depressiven Pseudodemenz von der Alzheimer-Erkrankung eignen sich insbesondere die folgenden Merkmale:

- rascher Beginn, Dauer < sechs Monate, Auftreten der Depression vor kognitiven Defiziten,
- subjektives Klagen über schlechte Konzentration und Gedächtnisleistung ist stärker als objektive Defizite,
- Selbstabwertung, Versagensangst, Schuldgefühle,
- depressive Verstimmung mit Morgentief und morgendlich schlechter Leistungsfähigkeit,
- Leistungsschwankungen bei Tests gleichen Schwierigkeitsgrades,
- erhaltene Alltagsbewältigung,
- Minderung der Libido,
- erfolgreiche antidepressive Behandlung.

Eine antidepressive Pharmakotherapie ist in jedem Falle sinnvoll, da diese auch im Falle einer komorbiden Demenz wirksam sein kann (auch wenn die Rate an Therapieresistenz in dieser Konstellation erhöht ist). Trizyklische Antidepressiva sollten aufgrund der anticholinergen Nebenwirkungen mit dem Risiko des Delirs vermieden werden. Zu bevorzugen sind SSRI (Citalopram oder Sertralin) bzw. neuere Antidepressiva wie Mirtazapin oder Venlafaxin.[85]

Tab. 9: Abgrenzung altersbedingter kognitiver Abbau – Depression – MCI – Demenz (modifiziert nach Ellison, JAMA 2008)

	Altersbedingter kognitiver Abbau	**Depression**	**MCI**	**Demenz**
Subjektive Sorge um Gedächtnis	häufig	sehr häufig	meistens	möglich
Besorgnis der Angehörigen	fehlt	Sorge um Antrieb und Stimmung	häufig	obligat
Objektive Gedächtnisstörung	semantisches Gedächtnis erhalten, Langzeitgedächtnis vermindert	häufig	obligat	ausgeprägt
Störung anderer kognitiver Domänen	Aufmerksamkeit und Geschwindigkeit reduziert	Klagen der Überforderung	je nach Subtyp Defizite von Sprache, Planung, räumlicher Vorstellung	ausgeprägt, ADL eingeschränkt
Sensorische Störungen	häufig leichte Hör- und Sehminderung	altersentsprechend	häufig Geruchsstörung	meist Geruchsstörung
Funktionelle Einschränkung	nein	bei schwerer Depression obligat	Alltagsaktivitäten intakt	obligat
Verhaltensauffälligkeiten	nein	Hemmung oder Agitation häufig	Grübeln, Depressivität häufig	meist Agitation, Depressivität, Angst, Apathie
Typische Kardinalklagen	„Früher war es besser."	„Ich kann nichts mehr."	„Ich vergesse mehr."	„Er/Sie findet sich nicht mehr zurecht."

4. Demenz und Verwirrtheit (Delir)

Als Delir wird ein Verwirrtheitszustand bezeichnet, der bei 20 % der über 65-Jährigen während eines stationären Krankenhausaufenthaltes[86] auftritt und worunter eine ätiologisch unspezifische Hirnfunktionsstörung zu verstehen ist. Der Begriff Delir leitet sich aus dem Lateinischen ab und bedeutet so viel wie „wahnsinnig sein“ (lat.: delirare) oder „aus dem Gleis oder der Furche geraten“ (lat.: de lira ire). Synonym werden Begriffe wie „hirnorganisches Psychosyndrom (HOPS)“, „Durchgangssyndrom“ oder „akute Verwirrtheit“ verwendet. Insbesondere beim älteren Patienten ist es die häufigste postoperative Komplikation[87], Herzoperationen stellen hierbei ein besonderes Risiko dar. Bei langfristiger Analgetika- und Sedativatherapie[88] kommt es auf einer Intensivstation bei bis zu 60 % der Patienten zu einem Delir; ist eine maschinelle Beatmung erforderlich, liegt die Inzidenz sogar bei bis zu 80 %.[89] Die Sinnhaftigkeit eines regelmäßigen Screenings auf das Vorliegen eines Delirs ergibt sich aus den Daten, dass dieses bei 66 % bis 84 % der betroffenen Patienten nicht erkannt wird.[90] Das Vorliegen einer Demenz oder anderer Hirnschädigungen erhöht die Wahrscheinlichkeit für ein Delir: So entwickelten 24 % der Schlaganfallpatienten, 50 % der Patienten mit chronisch kognitiver Beeinträchtigung und 22 % der Alzheimer-Patienten ein Delir.[91, 92] Hieraus wird deutlich, dass das Delir zwar ein von der Demenz abzugrenzendes eigenständiges Krankheitsbild ist, aber häufig mit dieser assoziiert ist. Auch wenn es im Gegensatz zu den meisten Demenzformen reversibel sein kann, erhöht es die Wahrscheinlichkeit für einen langen Krankenhausaufenthalt, medizinische Komplikationen und ein schlechtes Outcome.

4.1 Definition

Eine erste, bis heute gültige Beschreibung des Delirs ist bei *Hippokrates* zu finden: „…bei akutem Fieber, Lungenentzündung, Meningitis (‚Phrenitis‘) und akuten Kopfschmerzen beobachte ich, dass die Patienten (…) mit den Händen in der Luft umherfuchteln, auf der Bettdecke Flusen zupfen und Spreu von der Wand pflücken. Alle diese Zeichen sind ungünstig, im Grunde tödlich.“ Klinische Präsentation und prognostische Bedeutung des Delirs können anhand dieses Zitats bereits nachvollzogen werden.

Kardinalsymptome des Delirs

- kognitive Störung mit Orientierungsstörung
- akuter Beginn (Entwicklung über mehrere Stunden oder Tage)
- fluktuierender Verlauf

Beim Delir handelt es sich also um einen akuten Verwirrtheitszustand. Für die Diagnosestellung müssen Symptome aus jedem der folgenden Bereiche vorliegen (*ICD-10-Kriterien des Delirs*):

- *Störung von Bewusstsein und Aufmerksamkeit* (auf einem Kontinuum zwischen leichter Bewusstseinsminderung und Koma; reduzierte Fähigkeit, die Aufmerksamkeit auszurichten, zu fokussieren, aufrechtzuerhalten und umzustellen).
- *Globale Störungen der Kognition, Wahrnehmungsstörungen*, wie Verzerrungen der Wahrnehmung, Illusionen und (meist optische) Halluzinationen; *Beeinträchtigung des abstrakten Denkens und der Auffassung*, mit oder ohne flüchtige Wahnideen, aber typischerweise mit einem gewissen Grad an Inkohärenz; Beeinträchtigungen des Immediat- und Kurzzeitgedächtnisses, aber mit relativ intaktem Langzeitgedächtnis; zeitliche Desorientierung, in schweren Fällen auch Desorientierung zu Ort und Person.
- *psychomotorische Störungen* (Hypo- und Hyperaktivität und nicht vorhersehbarer Wechsel zwischen beiden; verlängerte Reaktionszeit, vermehrter oder verminderter Redefluss; gesteigerte Schreckreaktion).
- *Störungen des Schlaf-Wach-Rhythmus* (Schlafstörungen, in schweren Fällen völlige Schlaflosigkeit oder Umkehr des Schlaf-Wach-Rhythmus; Schläfrigkeit am Tage; nächtliche Verschlimmerung der Symptomatik; unangenehme Träume oder Alpträume, die nach dem Erwachen als Halluzinationen weiter bestehen können).
- *Affektive Störungen* wie Depression, Angst oder Furcht, Reizbarkeit, Euphorie, Apathie oder staunende Ratlosigkeit.

Allen Delirsyndromen gemeinsam sind ein *akuter Beginn* (innerhalb von wenigen Stunden bis Tagen) und der *fluktuierende Verlauf* mit einem Wechsel der Symptomatik oder ihrer Ausprägung im Verlauf eines Tages (oftmals nächtliche Verschlimmerung der Symptome, sog. Sundowning). Ebenso unverzichtbar ist die *Annahme einer organischen Ätiologie*, nachgewiesen durch objektive Hinweise aus der körperlichen bzw. neurologischen Untersuchung, Laborwerten und/oder belegt durch die Vorgeschichte einer zerebralen oder systemischen Erkrankung. Gemäß ICD-10 wird beim nicht durch Alkohol oder andere psychotrope Substanzen bedingten Delir das Delir ohne Demenz vom Delir bei Demenz unterschieden. Delire durch psychotrope Substanzen können infolge einer akuten Intoxikation oder als Entzugssyndrom (mit oder ohne epileptische Anfälle) auftreten.

In Abgrenzung zur Demenz dauert das Delir nicht länger als sechs Monate an, typischerweise klingen die Symptome nach zehn bis zwölf Tagen ab. Bei älteren Patienten sind jedoch längere Verläufe über einen Monat möglich.

4.2 Ätiologie und Pathogenese

An der Entstehung eines Delirs sind multiple Faktoren beteiligt in Abhängigkeit von prädisponierenden Faktoren und exogener Noxe (Abb. 14). Während es bei hoher Vulnerabilität nur einer schwachen Noxe bedarf, um ein Delir auszulösen, ist bei niedriger Vulnerabilität eine potente Noxe für den gleichen Effekt erforderlich.

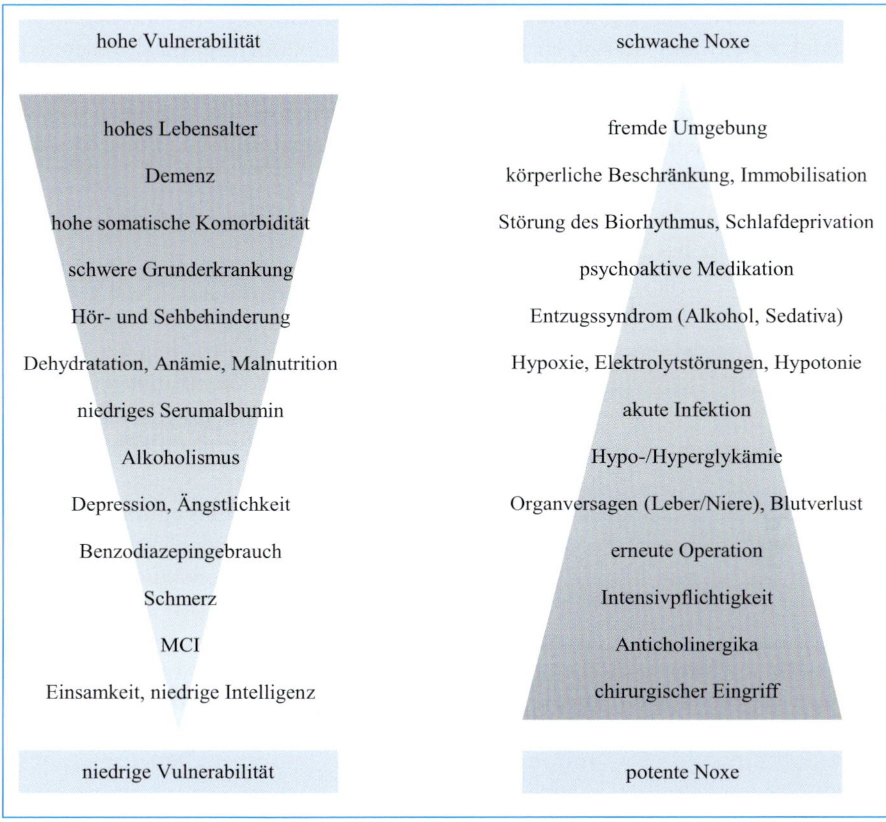

Abb. 14: Multifaktorielles Modell der Delirentstehung in Abhängigkeit von Vulnerabilität (links) und auslösenden Faktoren (rechts) (adaptiert nach Fischer und Asemm-Hilger 2003)

Zu den *prädisponierenden Faktoren* zählen insbesondere Patientenalter, kognitive Einschränkungen bzw. Demenz, sensorische Defizite, Multimorbidität und Polypharmazie (d. h. die Einnahme von fünf bis acht und mehr Medikamenten). Bei der *exogenen Noxe* sind primäre (d. h. das Gehirn direkt betreffende) und sekundäre (d. h. Pathologien außerhalb des Gehirns) Auslöser zu unterscheiden (Tab. 10). Prinzipiell kann jede akute zerebrale Erkrankung in Abhängigkeit von der individuellen Vulnerabilität ein Delir auslösen, aufgrund der Häufigkeit ist ursächlich insbesondere der ischämische Schlaganfall zu nennen. Seltener führen intrazerebrale, subdurale oder subarachnoidale Blutungen, epileptische Anfälle, bakterielle Meningitiden oder Schädel-Hirn-Traumata zu einem Delir. Des Weiteren kann ein Delir auf chronisch verlaufende zerebrale Prozesse zurückgeführt werden. Neben einer prädisponierenden Demenz gibt es eine Reihe weiterer chronisch verlaufender Erkrankungen mit erhöhter Delirprävalenz: Hierzu zählen hirneigene Tumore, Metastasen, Parkinson-Erkrankungen oder die Multiple Sklerose. Unter den internistischen Krankheitsbildern sind insbesondere Infektionen (v. a. Pneumonien, Harnwegsinfektionen) und Störungen im Wasser- oder Elektrolythaushalt wesentliche ätiologische Faktoren für die Entwicklung eines Delirs bei alten Patienten. Diese wirken oftmals zusammen mit Medikamenten, die per se ein delirogenes Potenzial aufweisen – ein Risiko, das durch die nicht selten zu beobachtende Polypharmazie nochmals potenziert wird.[93]

Kasuistik: Delir bei Harnwegsinfekt

Die 90-jährige, bislang noch recht rüstige Patientin wird aufgrund von Fieber und Abgeschlagenheit in eine internistische Klinik aufgenommen. Ursächlich stellt man einen Harnwegsinfekt fest, der mit Ciprofloxacin behandelt wird. In der zweiten Nacht nach der stationären Aufnahme fällt die Patientin durch eine motorische Unruhe mit Nesteln und vermehrte Aggressivität auf (= akuter Beginn). Sie meint, in ihrem Pflegeheim zu sein, ist zeitlich desorientiert und ruft immer wieder nach ihrem bereits verstorbenen Ehemann. Durch Zuwendung durch die diensthabende Pflegekraft lässt sie sich beruhigen und ist am folgenden Morgen zunächst wie ausgewechselt (= fluktuierender Verlauf). Am späteren Nachmittag kommt es jedoch erneut zu einer ausgeprägten psychomotorischen Unruhe mit Stationsflüchtigkeit. Erst jetzt wird von der Tochter berichtet, dass die Patienten seit Jahrzehnten 3 mg Bromazepam zum Schlafen nehme. Beurteilung: multifaktorielle Verursachung des Delirs mit einem Harnwegsinfekt als primären Auslöser, akzentuiert durch einen Benzodiazepinentzug sowie die delirogene Nebenwirkung von Ciprofloxacin.

Auf Ebene der Neurotransmitter wird ein cholinerges Defizit angenommen, wodurch sich der delirogene Effekt anticholinerg wirksamer Medikamente erklärt. Störungen exekutiver Funktionen deliranter Patienten weisen auf eine präfrontal-kortikale Dysfunktion und damit Beteiligung dopaminerger Projektionen hin. Der bei einem Delir vermutete Mechanismus besteht damit aus einer Interaktion zwischen erniedrigtem Acetylcholin- und erhöhtem Dopaminspiegel.[94]

Tab. 10: Primäre und sekundäre Auslöser eines Delirs

Primäre Auslöser	zerebrovaskuläre Erkrankungen • ischämischer Schlaganfall (Hemisphäreninfarkte > Hirnstamm/Kleinhirn, nicht dominante Hemisphäre, beidseitige Posterior- oder Anteriorinfarkte), häufiger bei schwerer betroffenen Patienten • Hirnblutungen (intrazerebral, subarachnoidal, sub-/epidural) • hypertensive Enzephalopathie Schädel-Hirn-Trauma Epilepsie • postiktal (Stunden bis zu einem Tag) • häufiger und länger bei zerebraler Vorschädigung/psychiatrischer Vorerkrankung • Delirrisiko in Abhängigkeit von Dauer/Anzahl der Anfälle • häufig hypoaktives Delir Hirntumore (primär, Metastasen) Intrakranielle Infektionen: Meningitis/Enzephalitis, Hirnabszess, Neurosyphilis, HIV Enzephalopathien
Sekundäre Auslöser	medikamentös-toxisch • Entzugsdelirien: Alkohol, Sedativa/Hypnotika (v.a. Benzodiazepine), Opioide (selten) • Alkohol • Sedativa/Hypnotika (unter den Benzodiazepinen Midazolam < Lorazepam) • Opioide • Psychostimulantien und andere Drogen • Intoxikationen (u.a. Lithium, Digitalis, Theophyllin) • weitere delirogene Arzneimittel medizinische Krankheitsfaktoren • metabolisch-hormonelle Erkrankungen: gestörter Flüssigkeitshaushalt (Exsikkose/Überwässerung), Leber-/Niereninsuffizienz, Elektrolytstörungen, Hypo-/Hyperglykämie, Hypo-/Hyperthyreose, Malnutrition, Vitaminmangelzustände • schwerer Krankheitsverlauf • Infektionen (v.a. Pneumonie, Harnwegsinfekt), Sepsis • Hypoxämie, COPD, Lungenembolie • ausgeprägte Anämie • Konstipation und/oder Harnverhalt • Verwendung eines Blasendauerkatheters operative Krankheitsfaktoren • Fraktur • Operation (insbes. vaskuläre Eingriffe) • Sedierung (je tiefer die Sedierung, umso höher das Delirrisiko) Umweltfaktoren • Zimmerverlegungen • Fehlen von Uhr/Kalender im Zimmer • wenig Angehörigenbesuch • Fixierungen/Immobilisierung • Intensivaufenthalt Patientenfaktoren • Stress, Schmerz, Schlafstörungen, schlechter Ernährungszustand

4.3 Symptomatik und Verlauf

Das Delir kann anhand der klinischen Präsentation in die Subtypen hyperaktiv, hypoaktiv sowie eine gemischte Variante unterteilt werden:

- Das *hyperaktive Delir* (z. B. Delirium tremens bei Alkoholentzug, anticholinerge Nebeneffekte > ca. 15 %) ist gekennzeichnet durch psychomotorische Unruhe, erhöhte Irritierbarkeit, Halluzinationen, Angst, ausgeprägte vegetative Zeichen.
- Das *hypoaktive Delir* (z. B. Medikamentenintoxikation, metabolische Erkrankungen) ist mit > ca. 25 % häufiger, aber schwerer zu diagnostizieren: Bewegungsarmut, fehlende oder nur geringe Kontaktaufnahme und Apathie sind führende Symptome, Halluzinationen und Desorientierung werden erst durch Befragung deutlich, vegetative Zeichen sind kaum existent.
- Das *gemischte Delir* ist mit > ca. 50 % die häufigste Delirvariante und enthält Anteile beider Delirformen.

Besonders häufig zeigen demente Patienten in den späten Nachmittags- und Abendstunden agitierte Verwirrtheitszustände (sog. *Sundowning*). Diese Exazerbation agitierter Zustände kann bedingt sein durch eine erhöhte Müdigkeit infolge der Schlafstörungen, kann jedoch auch Ausdruck verschiedener Umgebungsfaktoren (wie Schichtwechsel, fehlende Betätigung etc.) sein. Bei einigen Patienten fallen *Prodromalstadien* (subklinisches Delir) wie Ruhelosigkeit (auch Rede- und Tätigkeitsdrang), Ängstlichkeit, Irritabilität, Ablenkbarkeit oder Schlafstörungen in den Tagen vor Beginn des Delirs auf.

Kognitive Beeinträchtigungen beim Delir beinhalten Störungen von Aufmerksamkeit, exekutiver Funktionen, Gedächtnis, visuokonstruktiver Funktionen und Wahrnehmung. Darüber hinausgehend kommt es zu Schlafstörungen und Wahnvorstellungen.

Prognose des Delirs: Die Folgen eines Delirs sind schwerwiegend und stehen im Gegensatz zu der vom Begriff „Durchgangssyndrom“ suggerierten Harmlosigkeit. Das Delir ist ein unabhängiger Prädiktor für schlechtes funktionelles Outcome oder Tod, die Krankenhausmortalität älterer Patienten mit Delir liegt bei 22 bis 70 Prozent.[95] Die erhöhte Komplikationsrate während eines Krankenhausaufenthaltes wird zum einen durch die vermehrte Selbstgefährdung deliranter Patienten verursacht (beispielsweise durch das Ziehen von Kathetern, Selbstextubation bei beatmeten Patienten, Selbstmobilisation auch über installierte Bettgitter), was Folgeerkrankungen begünstigt. Zum anderen erhöhen sedierende Therapiemaßnahmen oder Fixierungen das Risiko stiller Aspirationen mit möglichen Pneumonien, von Harnwegsinfektionen, Dekubitalulzera und Thrombosen.[96] Die Dauer des Krankenhausaufenthaltes wird durch ein Delir verlängert, was auch unter dem Aspekt der Gesundheitsökonomie relevant ist. Daten aus den USA gehen von 2,5 Millionen Patienten jährlich aus, was Kosten von 152 Milliarden Dollar verursacht.[97] Da davon auszugehen ist, dass ein Delir in 30 bis 40 Prozent der Fälle vermeidbar wäre, sollte einer konsequenten Delirprävention (siehe Abschnitt 4.4) nicht nur aus medizinischen, sondern auch aus wirtschaftlichen Gründen eine hohe Priorität in den Krankenhäusern eingeräumt werden. Bei dementen Patienten, die ein Delir entwickelten, ist die Wahrscheinlichkeit einer erneuten Krankenhauseinweisung innerhalb von 30 Tagen nach Erstentlassung deutlich höher als bei Patienten, die vor dem Delir nicht dement waren.[98] In einer Metaanalyse aus sieben Studien wurde eine mittlere Mortalität von 38 % bei Delirpatienten mit einem Beobachtungsintervall von nahezu zwei Jahren angegeben, das Mortalitätsrisiko ist damit um 50 % gegenüber nicht-deliranten Patienten erhöht.[99] Allerdings ist derzeit noch unklar, ob die Mortalität vom Delir ausgeht oder ob das Delir ein Marker für die Schwere der Erkrankung ist. In einer prospektiven Kohortenstudie an über 1000 Intensivpatienten war das Delir ein Marker der Erkrankungsschwere und nicht unabhängig mit der Mortalität assoziiert.[100] Durch ein Delir steigt ferner das Risiko, in einer Institution betreut werden zu müssen, um das 2,5-Fache an. 30 % der Delirpatienten werden in Pflegeheimen weiterbetreut.[101] Ferner entwickeln 65 % der Delirpatienten eine Demenz im Verlauf, was einer 12-fachen Risikosteigerung gegenüber Gesunden entspricht. Bei vorbestehender Demenz kommt es nach dem Delir häufig zu einer rascheren Demenzprogression.[102] Die epidemiologischen Daten machen die Wichtigkeit der frühzeitigen Erkennung und Behandlung des Delirs insbesondere bei alten Patienten deutlich. Patienten mit hypoaktivem Delir haben im Vergleich zu den beiden anderen Varianten die schlechteste Überlebensprognose, weisen im Überlebensfall jedoch die geringsten kognitiven Defizite auf.[103]

4.4 Diagnostik und Differenzialdiagnosen

Die Diagnostik des Delirs findet grundsätzlich in zwei Stufen statt: Zunächst muss das Syndrom Delir erkannt und von anderen psychopathologischen Syndromen abgegrenzt werden. Einen spezifischen Labortest für den Nachweis eines Delirs gibt es nicht. Die Diagnose wird klinisch anhand der Kernsymptome und des Verlaufs gestellt. Neben Anamneseerhebung und Verhaltensbeobachtung kommt der kognitiven Diagnostik (z. B. mittels MMST, MOCA, DemTect, Uhrentest) eine wesentliche Rolle zu. Diese kann nicht nur den Delirverdacht erhärten, sondern auch Risikopatienten identifizieren. Im zweiten Schritt muss der dem Delir zugrundeliegenden Hirnfunktionsstörung nachgegangen werden. Hier gilt es, insbesondere neurologisch-internistische Differenzialdiagnosen des Delirs abzugrenzen (Tab. 11), da diese andere therapeutische Konsequenzen nach sich ziehen.

Tab. 11: Diagnostik zur Ursachenabklärung eines Delirs

Diagnostik		**Bemerkungen**
Basisdiagnostik	Eigen- und Fremdanamnese	insbesondere Medikamenten-/Drogenanamnese
	internistisch-neurologische Untersuchung	inkl. Vitalparameter
	Labordiagnostik	Blutbild, CRP, Elektrolyte (Natrium, Kalium, Calcium, Magnesium), Leber-/Nierenfunktionsparameter, Glukose, CK, Urinstatus
Erweiterte Diagnostik	zerebrale Bildgebung (CCT/cMRT)	
	EEG	insbes. z. A. non-konvulsiver Status epilepticus
	EKG	
	Röntgen-Thorax, Sonografie	z.B. Echokardiographie, Sonografie Abdomen
	weiterführende Labordiagnostik	Urin-/Blutkulturen, Procalcitonin, Schilddrüsenhormone, Medikamenten-/Vitaminspiegel, Blutgasanalyse
	Liquordiagnostik	

Die *Medikamenten- und Suchtmittelanamnese* spielt bei der Delirabklärung eine wichtige Rolle. Neben Intoxikationen bzw. unerwünschten Arzneimittelwirkungen ist ein möglicher Substanzentzug (Alkohol, Benzodiazepine, Opioide) zu beachten. Bei Medikamenten handelt es sich oftmals um akzidentelle Intoxikationen durch Fehleinnahmen seitens des Patienten infolge kognitiver Einschränkungen (z. B. Mehrfacheinnahmen, Medikamentenverwechslungen, Applikation einer falschen Dosierung) oder Wechselwirkungen der Substanzen (z. B. infolge verzögerter renaler Elimination durch die Komedikation mit konsekutivem Wirkspiegelanstieg). Ferner ist auf Mischintoxikationen (Alkohol plus Medikamente) zu achten. Zudem sind Suizidversuche als mögliche Ursache von Überdosierungen zu bedenken. Aber auch bei Medikamenteneinnahme in therapeutischer Dosierung können delirogene Nebenwirkungen auftreten (Tab. 12), die bei 12–39 % der Delirpatienten von ursächlicher Bedeutung sind. Dabei sind anticholinerge Mechanismen bei der Auslösung von Delirien von hoher Relevanz. Da Polypharmazie per se bei multimorbiden Patienten mit einem erhöhten Delirrisiko assoziiert ist, gilt es, die Indikation der verordneten Medikamente zu überprüfen und deren Zahl soweit wie möglich zu reduzieren. Etablierte Positiv- und Negativlisten in der Gerontopharmakologie (z. B. FORTA, PRISCUS) können hierbei hilfreich sein.

Tab. 12: Delirogene Arzneimittel (in Auswahl)

Psychopharmaka	**Anticholinergika/Antihistaminika**
• Benzodiazepine (und Analoga) • Trizyklische Antidepressiva (insbes. bei starker anticholinerger Begleitwirkung wie Amitryptilin, Doxepin, Trimipramin, Opipramol) • Seltener SSRI (v.a. Paroxetin, Mirtazapin) • Neuroleptika (prinzipiell alle, insbes. bei starker anticholinerger Begleitwirkung wie Olanzapin, Clozapin) • Mood-Stabilizer (Lithium, bestimmte Antikonvulsiva)	• Urologika (wie Oxybutinin, Tolterodin) • Atropin, Scopolamin • Biperiden, Trihexyphenidyl • H1-Blocker (wie Clemastin, Doxylamin, Diphenhydramin) • H2-Blocker (wie Ranitidin) • Dimenhydrinat
Antikonvulsiva	**Parkinsonmedikamente**
• Carbamazepin • Phenytoin • Valproat • Barbiturate • Neuere Substanzen (wie Levetiracetam, Pregabalin, Topiramat)	delirogenes Potenzial in absteigender Häufigkeit • Anticholinergika • Budipin, Amantadin, MAO-B-Hemmer • Dopaminagonisten • COMT-Hemmer (Entacapon, Tolcapon, Opicapon) • L-Dopa
Antiinfektiva	**Antiinfektiva**
• Gyrasehemmer • Penicilline • Cephalosporine • Makrolide • Aminoglykoside • Trimethoprim/Sulfamethoxazol • Nitrofurantoin	• Aciclovir, Ganciclovir • Antimalariamittel • Tuberkulostatika (wie Ethambutol, Isoniazid, Rifampicin)
Herz-Kreislauf-Medikamente	**Analgetika**
• Digitalis • Betablocker • Antiarrhythmika (wie Chinidin, Lidocain) • Antihypertensiva (Clonidin, Nifedipin) • Diuretika (u.a. Furosemid)	• NSAR • Opioide (dosisabhängig grundsätzlich alle, v.a. Pethidin)
Varia	**Varia**
• Corticosteroide • Interferone • Ciclosporin • Colchicin • Zytostatika (u.a. Vincaalkaloide, Cisplatin)	• Theophyllin • Baclofen • Disulfiram • Cholinesterasehemmer, Memantine • Psychostimulanzien (u.a. Kokain, Amphetamine, Ephedrin)

Das Risiko anticholinerger Nebenwirkungen durch die bestehende Medikation kann im individuellen Patienten anhand sog. *Anticholinergic Burden Scales* ermittelt werden, die mit Hilfe Web-basierter Kalkulatoren mehrere anticholinerge Skalen in die Risikostratifizierung (gering/mittel/hoch) einbeziehen (www.anticholinergicscales.es).[104]

Generell ist eine *frühe Diagnosestellung des Delirs* anzustreben. Aufgrund der beschriebenen Delirkomplikationen ist davon auszugehen, dass bei frühzeitigem Erkennen bessere Aussichten bestehen, einen ungünstigen Verlauf zu verhindern. Das Nichterkennen eines Delirs scheint mit einer erhöhten Mortalität verbunden zu sein.[105] Oftmals steht ein Delirauslöser (wie z. B. der Harnwegsinfekt) im Vordergrund, was jedoch keinesfalls ausschließt, dass weitere ätiologische Faktoren vorliegen können. Insbesondere beim alten, multimorbiden Patienten sind oftmals mehrere Erkrankungen an der Entwicklung eines Delirs beteiligt.

Ein Delirscreening ist daher insbesondere bei Risikopatienten sinnvoll. Es gibt eine Reihe von *Delirskalen*, die sich in der Diagnosestellung des Delirs bewährt haben. Ein einfaches, schnell durchzuführendes Screeningverfahren ist der CAM (Confusion Assessment Method) mit einer Sensitivität von 94 Prozent und einer Spezifität von 89 Prozent bei hoher Inter-Rater-Reliabilität, der auch in einer validierten deutschen Version vorliegt (Tab. 13).[106, 107] Im CAM werden neun Symptome erfasst: akuter Beginn mit Fluktuationen, Aufmerksamkeitsstörung, desorganisiertes Denken, Bewusstseinsstörung, Desorientierung, Gedächtnisstörungen, Wahrnehmungsstörungen (Halluzinationen), psychomotorische Veränderungen und Störung des Schlaf-Wach-Rhythmus. Für intensivmedizinisch behandlungspflichtige Patienten wurden Skalen wie CAM-ICU (Confusion Assessment Method for the Intensive Care Unit) und die ICDSC (Intensive Care Delirium Screening Checklist) etabliert.

Der CAM kann auf einen vierteiligen Algorithmus verkürzt werden, der dann auch gut in den Alltag bei geringem Zeitaufwand integrierbar ist: Item 1 (akuter Beginn) und Item 2 (Aufmerksamkeitssstörung) sind obligat, ferner bedarf es zusätzlich einer Denkstörung (Item 3) oder einer Bewusstseinsstörung (Item 4) für ein positives Delirscreeningergebnis.

Differenzialdiagnosen sind eine (vorbestehende) Demenz, bei der sich mit Ausnahme der Demenz mit Lewy-Körperchen keine Fluktuationen finden, oder die postoperative kognitive Dysfunktion (POCD). Differenzialdiagnostisch zum hypoaktiven Delir sind andere hypokinetische Zustandsbilder wie depressiver Stupor, psychotische Katatonie oder die akinetische Krise bei Morbus Parkinson zu nennen. Ferner sind neuropsychologische Defizite nach Hirninfarkten (z. B. Aphasien, Agnosien, Apraxien) oder das äthyltoxische Korsakow-Syndrom zu nennen.

Tab. 13: Confusion Assessment Method, validierte deutsche Version

	Ja	Nein
1. Akuter Beginn Gibt es Hinweise in der Angehörigenbefragung oder der Fremdanamnese, ob die Veränderungen des geistigen Zustands akut aufgetreten sind?	☐	☐
2. Störungen der Aufmerksamkeit (→ eine Frage mit „ja" beantwortet) • Ist der Patient unfähig, bei der Sache zu bleiben (Zahlen subtrahieren, rückwärts buchstabieren) oder den Fragen zu folgen, kann er seine Aufmerksamkeit nicht ausdauernd auf etwas richten? Ist der Patient leicht ablenkbar oder zerstreut? • Ist die Aufmerksamkeit des Patienten auf etwas Bestimmtes (Irrelevantes) eingeengt? • Fluktuiert die Aufmerksamkeit, zeigt der Patient eine Konzentrationsschwäche?	☐	☐
3. Desorganisiertheit des Denkens (→ eine Frage mit „ja" beantwortet) • Ist das Denken verlangsamt, gehemmt oder umständlich? • Kommt es zu Gedankenkreisen, Grübeln, Sinnieren, also Perseverationen des Denkens? • Reißen Gedankengänge plötzlich ab? • Ist das Denken beschleunigt, gibt es eine Vielzahl von Einfällen, die ablenken (häufiger Wechsel oder Verlust des Denkziels, Weitschweifigkeit)? • Sind die Gedanken vage, unklar, unlogisch oder unverständlich? • Fluktuiert die Desorganisiertheit des Denkens während des Gesprächs?	☐	☐
4. Quantitative Bewusstseinsveränderung • Hypervigilanz, Benommenheit/Müdigkeit, Somnolenz, Sopor, Koma • Schwankt die Bewusstseinslage während des Gesprächs (Fluktuationen)?	☐	☐
5. Desorientierung Desorientierung zu Zeit, Ort oder Person	☐	☐
6. Gedächtnisstörung Störungen des Kurz- oder Langzeitgedächtnisses	☐	☐
7. Wahrnehmungsstörung Illusionen, Pseudohalluzinationen, Halluzinationen (optisch, akustisch, taktil), „Tagträume" (szenische Halluzinationen)	☐	☐
8. psychomotorische Auffälligkeiten (→ eine Frage mit „ja" beantwortet) • Wirkt der Patient verlangsamt hinsichtlich Reaktionszeiten oder Redefluss? • Wirkt der Patient hyperaktiv (Beschleunigung des Redeflusses, Nesteln, motorische Unruhe, Schreckhaftigkeit)? • Kommt es während des Interviews zu auffälligem Wechsel zwischen Hypo- und Hyperaktivität?	☐	☐
9. Geänderter Schlaf-Wach-Rhythmus Tagesschläfrigkeit, Tag-Nacht-Umkehr, Schlaflosigkeit	☐	☐

4.5 Prävention und nicht-pharmakologische Therapie

Die beste Delirtherapie ist die Prävention. Die wesentlichen nicht-pharmakologischen Behandlungsmaßnahmen des Delirs entsprechen denen der Delirprävention. In den Guidelines des English National Guideline Centre (The National Institute for Health and Care Excellence, NICE Guidance) wird ein ganzes Paket an Maßnahmen zur Delirprävention empfohlen (Tab. 14).[108]

Tab. 14: Maßnahmen zur Delirprävention gemäß NICE Guidance

Klinischer Faktor	Präventive Maßnahme
Kognitive Beeinträchtigung, Desorientierung oder beides	• Lichtverhältnisse auf den Tag abstimmen • kontinuierliche Bezugsperson • Sicherheit geben • Angehörige informieren und einbeziehen
Dehydration, Obstipation oder beides	• Überwachen und normale Ausscheidung ermöglichen • Obstipationsprophylaxe
Hypoxie	• Sauerstoffversorgung verbessern
Mobilität zurückgewinnen/erhalten	• (postoperative) Frühmobilisation (mindestens einmal am Tag)
Infektionen	• Infektion behandeln • Vermeiden von unnötiger Katheterisierung
Medikamentöse Behandlung	• Medikamente mit erhöhter Inzidenz für Delir nach Möglichkeit absetzen oder ersetzen • bestehende Medikation überprüfen
Schmerzen	• Bewertung von Schmerzen, auf nonverbale Anzeichen von Schmerzen achten • Schmerzmittelreserve ausschöpfen • fixe Verabreichung eines potenten Schmerzmittels
Ernährung und Elektrolyte/Flüssigkeitshaushalt normalisieren	• ergänzende hochkalorische Drinks anbieten • Zahnprothese einsetzen • Dehydration vermeiden
Wahrnehmung fördern	• Brille aufsetzen • Hörgerät einsetzen
Schlaffördernde Maßnahmen	• Schlafstörende Faktoren ausschalten (gedämpftes Licht), Lärm reduzieren • Berücksichtigung des Zeitpunktes, wann der Patient gewohnt ist, schlafen zu gehen

Wann immer möglich kausale Therapie des Delirs: Wie bereits erläutert, handelt es sich bei einem Delir um die psychopathologische Manifestation einer akut oder subakut aufgetretenen zerebralen Dysfunktion. Primär ätiologisch relevante Faktoren sollten daher möglichst kausal und ohne Zeitverzug (ggf. notfallmäßig) behandelt werden. Die Behandlung beispielsweise eines fieberhaften Infektes, einer Exsikkose oder einer metabolischen Entgleisung kann eine rasche Besserung bewirken, ohne dass weitere Maßnahmen erforderlich sind. In der NICE-Guideline[108] wird eine hierarchische Vorgehensweise der Behandlungsstrategien des Delirs empfohlen:

Behandlungsstrategien des Delirs nach den NICE-Guidelines

ursächliche/auslösende Erkrankung(en) erkennen und behandeln

↓

Basismaßnahmen/nicht-pharmakologische Maßnahmen

↓

fehlende Besserung, anhaltende Beeinträchtigung/Gefährdung

↓

wenn möglich Versuch einer (non)verbalen Deeskalation

↓

bei mangelnder Wirksamkeit: Antipsychotika (möglichst ≤ 1 Woche)

↓

bei fehlender Besserung: erweiterte Diagnostik, Anhalt für eine Demenz?

Nicht-pharmakologische Maßnahmen beim Delir: Basismaßnahmen in der Delirtherapie multimorbider geriatrischer Patienten zielen auf das Vermeiden der Manifestation bzw. der Verschlechterung typischer geriatrischer Syndrome, insbesondere von Inkontinenz, Immobilität, Sturzneigung, Schmerzen und Malnutrition. Ferner müssen Pflege und Behandlung deliranter Patienten den nachfolgenden Prinzipien folgen[109]:

- *Für Sicherheit sorgen*: engmaschige Überwachung, vorbeugende Maßnahme zur Verhinderung von Eigen- oder Fremdgefährdung (Anmerkung: Fixierungsmaßnahmen sollten nur wenn unbedingt nötig erfolgen, da diese ein Delir verstärken können; alternativ: höhenverstellbare Betten und Klingelmatten zur Sturzprophylaxe).
- *Orientierung verbessern:* Beheben sensorischer Beeinträchtigungen (z. B. Brille, Hörgerät), Gewährleistung einer überschaubaren Umgebung wie Orientierungshilfen (z. B. Licht- und Farbgestaltung, Beschriftungen, Symbole) und angepasste Beleuchtungsverhältnisse (z. B. Nachtlicht für Fußböden), Reorientierung im Gespräch, adäquate (freundlich-beruhigende) Kontaktaufnahme und Kommunikation, regelmäßiger und überschaubarer Tagesablauf, Regulierung des Schlaf-Wach-Rhythmus.

- *Angst mildern:* möglichst hohe Konstanz der Bezugspersonen, enger Kontakt zu Angehörigen, Vermeidung von Reizüberflutung (z. B. durch Lärm) oder Reizdeprivation, Psychoeduktion für Angehörige.
- *Behandlung allgemeiner delirogener Faktoren:* Förderung von Mobilität und Aktivität, Vermeidung/Linderung von Schmerzen, ausreichende Nahrungs- und Flüssigkeitszufuhr, ausreichende Oxygenierung (Sauerstoffsättigung > 95 %), für Miktion und Stuhlgang sorgen.
- *Vermeiden potenziell schädlicher Maßnahmen:* wie wiederholte Verlegungen, Fixierungen, Katheter, Polypharmazie (unter besonderer Berücksichtigung von Anticholinergika).

Literatur

[1] WHO, Dilling H, Mombour W, et al. Internationale Klassifikation psychischer Störungen. ICD-10 Kapitel V (F), Klinisch-diagnostische Leitlinien. 6. Aufl. Bern, Huber 2008.

[2] Schneider JA, Arvanitakis Z, Bang W, Bennett DA. Mixed brain pathologies account for most dementia cases in community-dwelling older persons. Neurology 2007; 69(24): 2197–2204.

[3] Gauthier S, Reisberg B, Zaudig M, et al. Mild cognitive impairment. Lancet 2006; 367: 1262–1270.

[4] Mitchell AJ, Shiri-Feshki M. Rate of progression of mild cognitive impairment to dementia – meta-analysis of 41 robust inception cohort studies. Acta Psychiatr Scand 2009; 119: 252–265.

[5] Alzheimer´s Disease International (2015). World Alzheimer Report 2015. The global impact of dementia. An analysis of prevalence, incidence, cost and trends. London.

[6] Alzheimer Europe, Luxembourg. EuroCoDe. Prevalence of dementia in Europe. www.alzheimer-europe.org/EN/Research/European-Collaboration-on-Dementia/Prevalence-of-dementia/Prevalence-of-dementia-in-Europe (abgerufen am 16.09.2018).

[7] Vieira RT, Caixeta L, Machado S, et al. Epidemiology of early-onset dementia: a review of the literature. Clin Pract Epidemiol Ment Health 2013; 9: 88–95.

[8] Qiu C, De Ronchi D, Fratiglioni L. The epidemiology of the dementias: an update. Curr Opin Psychiatry 2007; 20: 380–385.

[9] Weder ND, Aziz R, Wilkins K, et al. Frontotemporal dementias: a review. Ann Gen Psychiatry 2007; 6: 15.

[10] Buter TC, van den Hout A, Matthews FE, et al. Dementia and survival in Parkinson disease: a 12-year population study. Neurology 2008; 70: 1017–1022.

[11] Hobson P, Meara J. Risk and incidence of dementia in a cohort of older subjects with Parkinson's disease in the United Kingdom. Mov Disord 2004; 19: 1043–1049.

[12] Aarsland D, Andersen K, Larsen JP, et al. Risk of dementia in Parkinson's disease: a community-based, prospective study. Neurology 2001; 56: 730–736.

[13] Zaccai J, McCracken C, Brayne C. A systematic review of prevalence and incidence studies of dementia with Lewy bodies. Age Ageing 2005; 34: 561–566.

[14] Brayne C, Richardson K, Matthews FE, et al. Neuropathological correlates of dementia in over-80-year-old brain donors from the population-based Cambridge City over-75s Cohort (CC75C) study. J Alzheimers Dis 2009; 18: 645–658.

[15] Ziegler U, Doblhammer G: Prevalence and incidence of dementia in Germany – a study based on data from the public sick funds in 2002. Gesundheitswesen 2009; 71: 281–290.

[16] H. Bickel: Informationsblatt der Deutschen Alzheimer Gesellschaft 2016. Die Häufigkeit von Demenzerkrankungen.

[17] Kivipelto M, Solomon A. Alzheimer's disease – the ways of prevention. J Nutr Health Aging. 2008; 12: 89S-94S.

[18] Alonso A, Jacobs DR, Jr., Menotti A, et al. Cardiovascular risk factors and dementia mortality: 40 years of follow-up in the Seven Countries Study. J Neurol Sci 2009; 280: 79–83.

[19] Deuschl G, Maier W et al. S3-Leitlinie Demenzen. 2016. In: Deutsche Gesellschaft für Neurologie, Hrsg. Leitlinien für Diagnostik und Therapie in der Neurologie. Online: www.dgn.org/leitlinien (abgerufen am 17.09.2018).

[20] Feart C, Samieri C, Rondeau V, et al. Adherence to a Mediterranean diet, cognitive decline, and risk of dementia. JAMA 2009; 302: 638–648.

[21] Scarmeas N, Luchsinger JA, Schupf N, et al. Physical activity, diet, and risk of Alzheimer disease. JAMA 2009; 302: 627–637.

[22] Xu G, Liu X, Yin Q, et al. Alcohol consumption and transition of mild cognitive impairment to dementia. Psychiatry Clin Neurosci 2009; 63: 43–49.

[23] Panza F, Capurso C, D'Introno A, et al. Alcohol drinking, cognitive functions in older age, predementia, and dementia syndromes. J Alzheimers Dis 2009; 17: 7–31.

[24] Liu-Ambrose T, Donaldson MG. Exercise and cognition in older adults: is there a role for resistance training programmes? Br J Sports Med 2009; 43: 25–27.

[25] Andel R, Crowe M, Pedersen NL, et al. Physical exercise at midlife and risk of dementia three decades later: a population-based study of Swedish twins. J Gerontol A Biol Sci Med Sci 2008; 63: 62–66.

[26] Clarfield AM. The decreasing prevalence of reversible dementias: an updated meta-analysis. Arch Intern Med 2003; 163: 2219–2229.

[27] Djukic M, Wedekind D, Franz A, et al. Frequency of dementia syndromes with a potentially treatable cause in geriatric in-patients: analysis of a 1-year interval. Eur Arch Psychiatry Clin Neurosci. 2015; 265(5): 429–438.

[28] Carriere I, Fourrier-Reglat A, Dartigues JF, et al. Drugs with anticholinergic properties, cognitive decline, and dementia in an elderly general population: the 3-city study. Arch Intern Med 2009; 169: 1317–1324.

[29] Zimmermann T, Kaduszkiewicz H, van den Bussche H, et al. AgeCoDe-Study Group. Potentially inappropriate medication in elderly primary care patients: A retrospective, longitudinal analysis. Bundesgesundheitsblatt Gesundheitsforschung Gesundheitsschutz 2013; 56(7): 941–949.

[30] Mitchell AJ. A meta-analysis of the accuracy of the mini-mental state examination in the detection of dementia and mild cognitive impairment. J Psychiatr Res 2009; 43: 411–431.

[31] Kalbe E, Kessler J, Calabrese P, et al. DemTect: a new, sensitive cognitive screening test to support the diagnosis of mild cognitive impairment and early dementia. Int J Geriatr Psychiatr 2004; 19: 136–143.

[32] Ihl R, Grass-Kapanke B, Lahrem P, et al. Entwicklung und Validierung eines Tests zur Früherkennung der Demenz mit Depressionsabgrenzung (TFDD). Fortschr Neurol Psychiatr 2000; 68: 413–422.

[33] Nasreddine ZS, Phillips NA, Bédirian V, et al. The Montreal Cognitive Assessment, MoCA: a brief screening tool for mild cognitive impairment. J Am Geriatr Soc 2005; 53: 695–699.

[34] Cullen B, O'Neill B, Evans JJ, et al. A review of screening tests for cognitive impairment. J Neurol Neurosurg Psychiatr 2007; 78: 790–799.

[35] Folstein MF, Folstein SE, McHugh PR. Mini-Mental State (a practical method for grading the state of patients for the clinician). Journal of Psychiatric Research 1975; 12, 189–198.

[36] Thalmann B, Spiegel R, Stähelin HB, et al. Dementia screening in general practice: optimized scoring for the clock drawing test. Brain Aging 2002; 2: 36–43.

[37] Herdegen T. Demenz. Deutsche Apotheker Zeitung 2010; 150 (40): 4448–4474.

[38] National Collaborating Centre for Mental Health (commissioned by the Social Care Institute for Excellence and the National Institute for Health and Clinical Excellence). Dementia. A NICE-SCIE Guideline on supporting people with dementia and their carers in health and social care. National clinical practice guideline, number 42. London, The British Psychological Society and Gaskell 2007.

[39] Scottish Intercollegiate Guidelines Network (SIGN). Management of patients with dementia. A national clinical guideline, volume 86. Edinburgh, SIGN 2006.

[40] Sunderland T, Linker G, Mirza N, et al. Decreased beta-amyloid1–42 and increased tau levels in cerebrospinal fluid of patients with Alzheimer disease. JAMA 2003; 289: 2094–2103.

[41] McGuire LI, Peden AH, Orrú CD, et al. Real time quaking-induced conversion analysis of cerebrospinal fluid in sporadic Creutzfeldt-Jakob disease. Ann Neurol. 2012; 72(2): 278–285.

[42] Clark CM, Schneider JA, Bedell BJ, et al. Use of florbetapir-PET for imaging beta-amyloid pathology. JAMA 2011; 305: 275–283.

[43] Wieser HG, Schwarz U, Blattler T, et al. Serial EEG findings in sporadic and iatrogenic Creutzfeldt-Jakob disease. Clin Neurophysiol 2004; 115: 2467–2478.

[44] Williamson J, Goldman J, Marder KS. Genetic aspects of Alzheimer disease. Neurologist 2009; 15: 80–86.

[45] MRC-CFAS: Pathological correlates of late-onset dementia in late-onset dementia in a multi-centre community-based population in England and Wales. Lancet 2001; 357: 169–175.

[46] Braak H, Braak E: Neuropathological stageing of Alzheimer-related changes. Acta Neuropathol 1991; 82: 239–259.

[47] McKhann GM, Knopman DS, Chertkow H, et al. The diagnosis of dementia due to Alzheimer's disease: recommendations from the National Institute on Aging-Alzheimer's Association workgroups on diagnostic guidelines for Alzheimer's disease. Alzheimers Dement 2011; 7: 263–269.

[48] Jack CR Jr, Bennett DA, Blennow K, Carrillo MC, Dunn B, et al. NIA-AA Research Framework: Toward a biological definition of Alzheimer's disease. Alzheimers Dement. 2018; 14(4): 535–562.

[49] Dubois B, Hampel H, Feldman HH, Scheltens P, Aisen P, Andrieu S, et al. Preclinical Alzheimer's disease: definition, natural history, and diagnostic criteria. Alzheimers Dement. 2016; 12: 292–323.

[50] Khachaturian AS et al. 2018 National Institute on Aging – Alzheimer's Association (NIA-AA) Research Framework. Future prospects and challenges for Alzheimer's disease drug development in the era of the NIA-AA Research Framework. Alzheimer's & Dementia 2018; 14: 532–534.

[51] Wallesch C-W, Förstl H (Herausgeber): Alzheimer-Demenz aus Demenzen, Referenz-Reihe Neurologie, Thieme-Verlag, 2005.

[52] Goethals M, Santens P. Posterior cortical atrophy. Two case reports and review of the literature. Clinical Neurol Neurosurg 2001; 103: 115–119.

[53] Aalten P, Verhey FR, Boziki M, et al. Consistency of neuropsychiatric syndromes across dementias: results from the European Alzheimer Disease Consortium. Part II. Dement Geriatr Cogn Disord 2008; 25: 1–8.

[54] Christen-Zaech S, Kraftsik R, Pillevuit O, et al. Early olfactory involvement in Alzheimer's disease. Dan J Neurol Sci 2003; 30: 20–25.

[55] Dichgans M et al. S1-Leitlinie Vaskuläre Demenzen. 2016. In: Deutsche Gesellschaft für Neurologie, Hrsg. Leitlinien für Diagnostik und Therapie in der Neurologie. Online: www.dgn.org/leitlinien (abgerufen am 17.09.2018).

[56] Hachinski V, Iadecola C, Petersen RC, et al. National Institute of Neurological Disorders and Stroke-Canadian Stroke Network vascular cognitive impairment harmonization standards. Stroke 2006; 37: 2220–2241.

[57] Gold G, Kovari E, Herrmann FR, Canut A et al. Cognitive consequences of thalamic, basal ganglia, and deep white matter lacunes in brain aging and dementia. Stroke 2005; 36: 1184–1188.

[58] Dichgans M, Leys D. Vascular Cognitive Impairment. Circ Res. 2017; 120(3): 573–591.

[59] Moulin S, Labreuche J, Bombois S, Rossi C, et al. Dementia risk after spontaneous intracerebral haemorrhage: a prospective cohort study. Lancet neurology 2016; 15, 820–829.

[60] Pendlebury ST, Rothwell PM. Prevalence, incidence, and factors associated with pre-stroke and post-stroke dementia: a systematic review and meta-analysis. Lancet neurology 2009; 8: 1006–1018.

[61] Dichgans M, Zietemann V. Prevention of vascular cognitive impairment. Stroke 2012; 43: 3137–3146.

[62] McKeith IG, Dickson DW, Lowe J, et al. Diagnosis and management of dementia with Lewy bodies: third report of the DLB Consortium. Neurology 2005; 65: 1863–1872.

[63] Haroutunian V, Serby M, Purohit DP, et al. Contribution of Lewy body inclusions to dementia in patients with and without Alzheimer disease neuropathological conditions. Arch Neurol. 2000; 57: 1145–1150.

[64] Harding AJ, Broe GA, Halliday GM. Visual hallucinations in Lewy body disease relate to Lewy bodies in the temporal lobe. Brain 2002; 125: 391–403.

[65] Levy G, Tang MX, Cote LJ, Louis ED, et al. Do risk factors for Alzheimer's disease predict dementia in Parkinson's disease? An exploratory study. Mov Disord. 2002; 17: 250–257.

[66] McKhann GM, Albert MS, Grossmann M, et al. Work Group on Frontotemporal Dementia and Pick's D. Clinical and pathological diagnosis of frontotemporal dementia: report of the Work Group on Frontotemporal Dementia and Pick's Disease. Arch Neurol. 2001; 58: 1803–1809.

[67] Rascovsky K, Hodges JR, Knopman D, et al. Sensitivity of revised diagnostic criteria for the behavioural variant of frontotemporal dementia. Brain 2011; 134: 2456–2477.

[68] Gorno-Tempini ML, Hillis AE, Weintraub S, et al. Classification of primary progressive aphasia and its variants. Neurology 2011; 76: 1006–1014.

[69] Rascovsky K, Hodges JR, Knopman D, et al. Sensitivity of revised diagnostic criteria for the behavioural variant of frontotemporal dementia. Brain 2011; 134: 2456–2477.

[70] Hodges JR, Davies R, Xuereb J, et al. Survival in frontotemporal dementia. Neurology 2003; 61: 349–354.

[71] Cairns NJ, Bigio EH, Mackenzie IR, Neumann M, Lee VM, et al. Consortium for Frontotemporal Lobar Degeneration. Neuropathologic diagnostic and nosologic criteria for frontotemporal lobar degeneration: consensus of the Consortium for Frontotemporal Lobar Degeneration. Acta Neuropath 2007; 114: 5–22.

[72] Murley AG, Rowe JB. Neurotransmitter deficits from frontotemporal lobar degeneration. Brain 2018; 141: 1263–1285.

[73] Young JJ, Lavakumar M, Tampi D, et al. Frontotemporal dementia: latest evidence and clinical implications. Ther Adv Psychopharmacol 2018; 8(1): 33–48.

[74] Lomen-Hoerth C, Anderson T, Miller B. The overlap of amyotrophic lateral sclerosis and frontotemporal dementia. Neurology 2002; 59: 1077–1079.

[75] Kapfhammer HP. Depressiv-ängstliche Störungen bei somatischen Krankheiten. Berlin: Springer; 2000.

[76] S3-Leitlinie Unipolare Depression. 2015. In: Nationale VersorgungsLeitlinie, Hrsg. Deutschen Gesellschaft für Psychiatrie und Psychotherapie, Psychosomatik und Nervenheilkunde (DGPPN). Online: www. leitlinien.de (abgerufen am 25.11.2018).

[77] Kales HC, Maixner DF, Mellow AM. Cerebrovascular disease and late-life depression. Am J Geriatr Psychiatry 2005; 13(2): 88–98.

[78] Stoppe G. Alte. In: Stoppe G, Bramesfeld A, Schwartz FW, editors. Volkskrankheit Depression. Berlin: Springer; 2006.

[79] Ownby RL, Crocco E, Acevedo A, et al. Depression and risk for Alzheimer disease – systematic review, meta-analysis and meta-regression analysis. Arch Gen Psychiat 2006; 63: 530–538.

[80] Reischies FM. Pattern of Disturbance of Different Ventral Frontal Functions in Organic Depression. In: McGinty JF. Advancing from the ventral striatum to the extended amygdala. Ann NY Acad Sci 1999; 877: 775–780.

[81] Quirk GJ, Gehlert DR. Inhibition of the amygdala: key to pathological states? Ann NY Acad Sci 2003; 985: 263–272.

[82] Fuhrer R, Fufouil C, Dartigues JF. Exploring sex differences in the relationship between depressive symptoms and dementia incidence: prospective results from the PAQUID Study. J Am Geriatr Soc 2003; 51: 1055–1063.

[83] World Health Organization (WHO). The ICD-10 classification of mental and behavioural disorders: diagnostic criteria for research. Geneva: World Health Organization; 1993.

[84] Hegeman JM, Kok RM, van der Mast RC, et al. Phenomenology of depression in older compared with younger adults: meta-analysis. Br J Psychiatry 2012; 200(4): 275–281.

[85] Reischies FM. Depression. In: Steinhagen-Thiessen E, Hanke B, Hrsg. Neurogeriatrie. Berlin; Blackwell 2003: 80–131.

[86] Inouye SK, Bogardus ST Jr, Charpentier PA, et al. A multicomponent intervention to prevent delirium in hospitalized older patients. N Engl J Med1999; 340(9): 669–676.

[87] Inouye SK. The dilemma of delirium: clinical and research controversies regarding diagnosis and evaluation of delirium in hospitalized elderly medical patients. Am J Med 1994; 97(3): 278–288.

[88] Marcantonio ER, Juarez G, Goldman L, et al. The relationship of postoperative delirium with psychoactive medications. JAMA 1994; 272(19): 1518–1522.

[89] Ely EW, Inouye SK, Bernard GR, et al. Delirium in mechanically ventilated patients: validity and reliability of the confusion assessment method for the intensive care unit (CAM-ICU). JAMA 2001; 286(21): 2703–2710.

[90] Ely EW, Margolin R, Francis J, et al. Evaluation of delirium in critically ill patients: validation of the confusion assessment method for intensive care unit (CAM-ICU). Crit Care Med 2001; 29(7): 1370–1379.

[91] Francis J, Martin D, Kapoor WN. A prospective study of delirium in hospitalized elderly. J Am Med Assoc 1990; 263: 1097–1101.

[92] Rhakonen R, Eloniemi-Sulkava E, Halonen P, et al. Delirium in the non-demented oldest old in the general population: risk factors and prognosis. Int J Geriatr Psychiatry 2001; 16: 415–421.

[93] Wehling M. Medikation im Alter. Kognitionseinschränkende Pharmaka. Internist 2012; 53: 1240–1247.

[94] Trzepacz PZ. Is there a final common neural pathway in delirium? Focus on acetylcholine and dopamine. Semin Clin Neuropsychiatry 2000; 5: 132–148.

[95] Inouye SK. Delirium in older persons. N Engl J Med 2006; 354 (11): 1157–1165.

[96] Ely EW, Shintani A, Truman B, et al. Delirium as a predictor of mortality in mechanically ventilated patients in the intensive care unit. JAMA 2004; 291: 1753–1762.

[97] Field RR, Wall MH. Delirium: Past, Present, and Future. Semin Cardiothorac Vasc Anesth 2013; 17: 170–179.

[98] Fick D, Forman M. Consequences of not recognizing delirium superimposed on dementia in hospitalized elderly individuals. J Gerontol Nurs 2000; 26: 30–40.

[99] Witlox J, Eurelings LSM, de Jonghe JFM et al. Delirium in elderly patients and the risk of postdischarge mortality, institutionalization, and dementia: a meta-analysis. JAMA 2010; 304 (4): 443–451.

[100] Klein Klouwenberg PM, Zaal IJ, Spitoni C et al. The attributable mortality of delirium in critically ill patients: prospective cohort study. BMJ 2014; 349: g6652.

[101] Marcantonio EF, Kiely DK, Simon SE et al. Outcomes of older people admitted to postacute facilities with delirium. J Am Geriatr Soc 2005; 53 (6): 963–969.

[102] Davies DH, Muniz Terrera G, Keage H et al. Delirium is a strong risk factor for dementia in the oldest-old: a population-based cohort study. Brain 2012; 135: 2809–2816.

[103] Van den Boogaard M, Schoonhoven L, Evers AW, et al. Delirium in critically ill patients: impact on long-term health-related quality of life and cognitive functioning. Crit Care Med 2012; 40: 112.

[104] Villalba-Moreno Á, Alfaro-Lara ER, Sánchez-Fidalgo S, et al. Development of the Anticholinergic Burden Calculator Web Tool. Farm Hosp. 2017; 41(5): 647–648.

[105] Kakuma R, Galbaud du Fort F, Arsenault L et al. Delirium in older emergency department patients discharged home: effect on survival. JAGS 2003; 51(4): 443–450.

[106] Inouye SK, van Dyck CH, Alessi CA, et al. Clarifying confusion: the confusion assessment method. A new method for detection of delirium. Ann Intern Med 1990; 113(12): 941–948.

[107] Hestermann U, Backenstrass M, Gekle I, et al. Validation of a German version of the Confusion Assessment Method for delirium detection in a sample of acute geriatric patients with a high prevalence of dementia. Psychopathology 2009; 42(4): 270–276.

[108] Young J, Murthy L, Westby M, et al. Diagnosis, prevention, and management of delirium: summary of NICE guidance. BMJ 2010; 341: c3704.

[109] Potter J, George J. The prevention, diagnosis and management of delirium in older people: concise guidelines. Clin Med 2006; 6(3): 303–308.

Teil II
Pharmakotherapie der Demenz

Dr. Kirsten Dahse

1. Pharmakotherapie von Demenzerkrankungen

Ältere Patienten sind häufig von Multimorbidität und infolgedessen auch von Polymedikation, die häufig als die Einnahme von mindestens fünf dauerhaft angewendeten Wirkstoffen definiert wird, betroffen. Mit der Anzahl der verordneten Wirkstoffe steigen auch die Häufigkeit von unerwünschten Arzneimittelwirkungen (UAE) und die Anzahl der Medikationsfehler, außerdem sinkt die Adhärenz.[2] Wegen eines erhöhten Risikos an UAE gilt die Gabe bestimmter Wirkstoffe bei Älteren als potenziell inadäquat und es gibt verschiedene Listen als Hilfestellung für eine adäquate Arzneimitteltherapie bei geriatrischen Patienten. Für Deutschland wurden die Priscus-Liste[3] und die FORTA-Liste[4] erarbeitet, weitere internationale Listen wie die Beers-Liste[5], die EU(7)-PIM-Liste[6] und die STOPP/START-Kriterien[7] lohnen einen Blick im Bemühen, die Arzneimitteltherapie im Alter zu optimieren.

Polypharmazie ist weiterhin mit einem höheren Risiko für kognitive Einschränkungen assoziiert, Geschlecht, Bildungsstatus und Krankheitslast wurden dabei berücksichtigt.[8] Bereits 1987 wurde auf den Zusammenhang zwischen Polypharmazie und dem Entstehen demenzieller Syndrome hingewiesen, der Ansatz findet allerdings nach wie vor zu wenig Beachtung.[9] Die Empfehlungen zur Anwendung von Arzneistoffen bei geriatrischen Patienten sind bei Demenzerkrankten aufgrund ihrer Anfälligkeit für Nebenwirkungen besonders sorgfältig zu beachten. Die häufigste Demenzerkrankung ist eine Demenz im Rahmen der Alzheimer-Erkrankung.

Aktuell sind fünf Wirkstoffe für die Behandlung der Alzheimer-Demenz zugelassen, vgl. Tabelle 1. Dazu gehören vier Cholinesterasehemmer (Tacrin, Donepezil, Rivastigmin und Galantamin) und ein N-methyl-D-Aspartat (NMDA) Rezeptor-Antagonist (Memantin). Aufgrund der Hepatotoxizität von Tacrin werden die neueren, besser verträglichen Cholinesterasehemmer eingesetzt. Für die Therapie der Demenz bei Morbus Parkinson steht Rivastigmin als Kapsel zur Verfügung. Verordnungen außerhalb dieser Zulassungen stellen einen Off-label-Gebrauch dar, dessen Schwierigkeiten adäquat zu berücksichtigen sind.

Im Rahmen einer Demenzerkrankung wird häufig zusätzlich die Behandlung von psychischen Symptomen und Verhaltenssymptomen (z. B. Depression, Halluzination, Aggression) notwendig. Eine Übersicht hierzu findet sich in Kap. 2.

Tab. 1: Schematische Darstellung der medikamentösen Behandlung von Demenzerkrankungen mit Empfehlungsgraden (A, B, 0).

<table>
<tr><th>Antidementive pharmakologische Behandlung</th><th>Stadium der leichten Demenz</th><th>Stadium der mittelschweren/ moderaten Demenz</th><th>Stadium der schweren Demenz</th></tr>
<tr><td rowspan="3">Alzheimer-Demenz (A)/
gemischte Demenz (G)</td><td colspan="2">A: Donepezil (B), Galantamin (B), Rivastigmin (B)
G: Donepezil (0), Galantamin (0), Rivastigmin (0)</td><td></td></tr>
<tr><td></td><td colspan="2">A: Memantin (B)
G: Memantin (0)</td></tr>
<tr><td></td><td></td><td>Off-label:
A: Donepezil (B), (Galantamin (B))
G: Donepezil (0), (Galantamin (0)), Memantin + Donezepil (0)</td></tr>
<tr><td>Vaskuläre Demenz</td><td colspan="3">Off- label:
Donepezil (0), Galantamin (0), Rivastigmin (0), Memantin (0)</td></tr>
<tr><td>Lewy-Körperchen Demenz</td><td colspan="3">Off-label:
Donepezil (0), Verhaltenssymptome: Rivastigmin (0), klinischer Gesamteindruck und Verhaltenssymptome (0)</td></tr>
<tr><td>Demenz bei Morbus Parkinson</td><td colspan="2">Rivastigmin p.o. (B)
Off-label:
Rivastigmin-Pflaster (B), Donepezil (B)</td><td>Keine Therapieempfehlung</td></tr>
<tr><td>Fronto-temporale Demenz</td><td colspan="3">Keine Therapieempfehlung</td></tr>
</table>

1.1 Pharmakotherapie der Demenz bei Alzheimer-Krankheit

Für die Therapie der Alzheimer-Erkrankung stehen Cholinesterasehemmer und NMDA-Rezeptor-Antagonisten zur Verfügung. Cholinesterasehemmer sind bei der leichten bis mittelschweren Alzheimer-Demenz wirksam in Hinsicht auf die Fähigkeit zur Verrichtung von Alltagsaktivitäten, auf die Besserung kognitiver Funktionen und auf den ärztlichen Gesamteindruck. Eine Behandlung wird in der S3-Leitlinie „Demenzen" empfohlen. Dabei ist die höchste verträgliche Dosis anzustreben. Es gibt Hinweise darauf, dass eine frühzeitige Behandlung mit Wirkstoffen wie Donepezil den Verlauf der Erkrankung positiv beeinflussen kann.[10] Da keine ausreichenden Hinweise auf klinisch relevante Unterschiede in der Wirksamkeit der verfügbaren Substanzen vorliegen, sollte sich die Auswahl eines Cholinesterasehemmers primär am Neben- und Wechselwirkungsprofil orientieren. Neben der individuellen Verträglichkeit richtet sie sich auch nach der bevorzugten Applikationsart und den Kosten. Bei guter Verträglichkeit können Cholinesterasehemmer im leichten bis mittleren Stadium der Alzheimer-Demenz fortlaufend gegeben werden. Sollten Angehörige nach Aufdosierung eines Cholinesterasehemmers und einer Therapiedauer von mehr als sechs Monaten berichten, dass die Demenz deutlich voranschreitet und lässt sich dies in neuropsychologischen Tests bestätigen, sollte auf einen anderen Cholinesterasehemmer umgestellt werden.

Auch bei Langzeitbehandlung und klinischer Progredienz ins mittlere bis schwere Krankheitsstadium ist das Absetzen von Cholinesterasehemmern mit einem Risiko für klinische Verschlechterung bei der Alzheimer-Demenz assoziiert.[11] Ein Absetzversuch sollte nur unternommen werden, wenn es eindeutige Hinweise auf das Vorliegen von Nebenwirkungen gibt, die in der Nutzen-Risiko-Abwägung gegen die Fortführung der Therapie sprechen. Es gibt Hinweise auf eine Wirksamkeit von Donepezil auf Kognition, Alltagsfunktionen und klinischen Gesamteindruck bei Alzheimer-Demenz im schweren Krankheitsstadium; und für Galantamin auf die Kognition – bei guter Verträglichkeit. In den USA sind sowohl Donepezil als auch Rivastigmin zur Behandlung der schweren Alzheimer-Demenz zugelassen.[12] Die Weiterbehandlung von vorbehandelten Patienten, die in das schwere Stadium eintreten, oder die erstmalige Behandlung von Patienten im schweren Stadium kann empfohlen werden. Die Problematik des Off-label-Gebrauchs bei der schweren Alzheimer-Demenz ist dabei adäquat zu berücksichtigen.

Memantin wird zur Behandlung der mittelschweren bis schweren Alzheimer-Demenz eingesetzt. Mehrere Studien zeigen, dass Memantin einen positiven Nutzen auf Kognition, Alltagsfunktion und klinischen Gesamteindruck in diesem Krankheitsstadium hat. Zusätzlich besteht auch ein positiver Effekt auf Verhaltensänderungen, sodass die Medikation auch bei fortschreitender Demenz beibehalten werden sollte. Bei leichtgradiger Alzheimer-Demenz hingegen ist eine Wirksamkeit von Memantin nicht belegt. Folglich soll Memantin zur Behandlung von Patienten mit leichter Alzheimer-Demenz nicht eingesetzt werden. Für Patienten mit moderater Alzheimer-Demenz, die keinen Cholinesterasehemmer nehmen können, ist Memantin eine Alternative.

Die Datenlage zu einer Add-on-Behandlung mit Memantin bei Patienten mit schwerer Alzheimer-Demenz, die bereits einen Cholinesterasehemmer erhalten, ist widersprüchlich. Eine Add-on-Behandlung kann erwogen werden. Im Gegensatz dazu wurde für die leichte bis mittelschwere Alzheimer-Demenz kein Zusatznutzen für die Add-on-Therapie gegenüber der Monotherapie mit einem Cholinesterasehemmer zeigt. Die Add-on-Therapie mit Memantin wird für die leichte bis mittelschwere Alzheimer-Demenz ausdrücklich nicht empfohlen. Für eine ausführliche Darstellung der Studien sei auf die S3-Leitlinie „Demenzen“ verwiesen.[11]

Tab. 2: Zugelassene Wirkstoffe bei Demenz bei Alzheimer-Krankheit, modifiziert nach *12*.

	Donepezil	Rivastigmin	Galantamin	Memantin
Startdosis/d	5 mg p.o.	3 mg p.o. 4,6 mg td.	8 mg p.o.	5 mg p.o.
Minimal wirksame Dosis/d	5 mg p.o.	6 mg p.o. 9,5 mg td.	16 mg p.o.	20 mg p.o.
Maximal zugelassene Dosis/d	10 mg p.o.	12 mg p.o. 13,3 mg td.	24 mg p.o.	20 mg p.o.
Einnahme	1-mal abends	2-mal tgl. p.o. 1-mal tgl. td. zum Essen	1-mal tgl. zum Essen	1-mal tgl.
Applikationsform	Filmtablette (5 mg, 10 mg) Schmelztablette (5 mg, 10 mg)	Hartkapsel (1,5; 3; 4,5 und 6 mg) Pflaster (4,6; 9,5; und 13,3 mg/d) Saft (1 ml ca. 2 mg)	Retardkapsel (8 mg, 16 mg, 24 mg) Saft (1 ml ca. 4 mg)	Filmtablette (5 mg, 10 mg, 15 mg, 20 mg) Lösung (1 Hub 5 mg)
Ausscheidung	Überwiegend renal	Renal	Überwiegend renal	Renal
CYP-450-Interaktion	CYP3A4, (CYP2D6)	Nein	CYP3A4, CYP2D6	Nein
Halbwertszeit	70 h	1 h	8–10 h	60–100 h
Proteinbindung	95 %	40 %	18 %	45 %
Leber-/Niereninsuffizienz	Leberinsuffizienz: Dosiserhöhung nach individueller Verträglichkeit	In schweren Fällen Dosisanpassung	In schweren Fällen Dosisanpassung	GFR 30–50 max. 10 mg/d
Nebenwirkungen	Übelkeit, Erbrechen, Diarrhö, Müdigkeit, Schlaflosigkeit, Schwindel, Bradykardien, QT-Zeit-Verlängerung			Schwindel, Kopfschmerz, Obstipation, hoher Blutdruck, Müdigkeit, QT-Zeit-Verlängerung

td. = transdermal

1.1.1 Donepezil

Zu Behandlungsbeginn werden einmal täglich kurz vor dem Schlafengehen 5 mg Donepezil gegeben, bei Schlafstörungen ist auch die morgendliche Gabe möglich. Die Medikation steht als Tablette und für Patienten mit Schluckstörungen auch als Schmelztablette zur Verfügung. Nach vier Wochen sollte eine Dosissteigerung auf die Zieldosis von 10 mg erfolgen.

Vor allem zu Behandlungsbeginn treten bei ansonsten sehr guter Verträglichkeit sehr häufig (≥ 10 %) Diarrhö, Übelkeit und Kopfschmerzen auf. In diesen Fällen empfiehlt sich eine langsamere Aufdosierung und ggf. die Einnahme der Medikation mit einer Mahlzeit. Als häufige Nebenwirkung von Donepezil führt die Fachinformation Synkopen auf und ein erhöhtes Risiko für Cholinesterasehemmer ist in klinischen Studien belegt.[11]

1.1.2 Galantamin

Galantamin unterscheidet sich von den anderen Cholinesterasehemmern durch seine Eigenschaft als allosterischer Ligand die nikotinisch-cholinerge Neurotransmission, die bei der Alzheimer-Demenz erheblich gestört ist, zu verbessern. Der duale Wirkmechanismus ist verbunden mit der Hoffnung, dass Galantamin auf begleitende Symptome wie Apathie besser wirken könnte als die anderen Cholinesterasehemmer.[13]

Zu Behandlungsbeginn wird einmal täglich morgens eine Retardtablette mit 8 mg Galantamin eingenommen. Nach frühestens vier Wochen sollte die Dosierung auf 16 mg/d gesteigert werden und nach weiteren vier Wochen ist eine Zieldosis von 24 mg/d anzustreben. Bei Schluckstörungen kann eine Lösung (4 mg/ml) mit der gleichen Tagesdosis eingenommen werden, allerdings ist die Tagesdosis auf zwei Gaben zu verteilen. Begonnen wird hier mit einer Dosierung von 2 × 1 ml/d.

Insbesondere zu Beginn der Behandlung sind auch bei diesem Cholinesterasehemmer die Nebenwirkungen Übelkeit und Erbrechen sehr häufig. Auch Synkopen gehören zu den häufigen Nebenwirkungen von Galantamin.

1.1.3 Rivastigmin

Rivastigmin ist in Form von Hartkapseln, als Saft und als Transdermalpflaster erhältlich. Bei oraler Applikation muss das Medikament zweimal am Tag eingenommen werden. Zu Therapiebeginn werden 2 × 1,5 mg/d angewendet, nach frühestens zwei Wochen kann die Dosierung auf 2 × 3 mg/d verdoppelt werden. Bei guter Verträglichkeit ist eine Steigerung um 3 mg/d alle zwei Wochen möglich, eine Gesamtdosis von 12 mg/d ist anzustreben. Bei Unterbrechung der Behandlung für mehr als einige Tage muss das Schema zur Aufdosierung von vorne begonnen werden.

Die Pflasterapplikation zeigt im Vergleich zur oralen Applikation seltener gastrointestinale Nebenwirkungen. Weiterhin ist sie für Patienten mit Schluckstörungen und mangelnder Compliance im Rahmen des demenziellen Syndroms anwendbar. Begonnen wird mit einer Dosierung von 4,6 mg/d, nach mindestens vier Wochen kann auf die erste Zieldosierung von 9,5 mg/d erhöht werden. Kommt es während der Behandlung mit 9,5 mg/d über einen Zeitraum von mindestens sechs Monaten zu einem dokumentierten Fortschreiten der Erkrankung, sollte eine weitere Dosiserhöhung auf 13,3 mg/d erfolgen. Leider kommt es bei etwa 10 % der Demenzkranken bei der Pflasteranwendung zu Hautirritationen, die von einem starken Juckreiz begleitet sind. In diesem Fall kann direkt auf die orale Applikation umgestellt werden (9,5 mg/d entsprechen 12 mg p.o./d).

Die Anwendung von Rivastigmin-Transdermalpflastern führt laut Fachinformation häufig zum Auftreten von Harnwegsinfekten, während dies bei oraler Applikation sehr selten ist – diese Diskrepanz ist überraschend. Weder in der Fachinformation der Cholinesterasehemmer Galantamin und Donepezil findet sich ein ähnlicher Hinweis. Nach Rückfrage beim Hersteller beruht die Angabe dieser Nebenwirkung auf einer nicht-placebokontrollierten doppelblinden Studie, die einen leichten dosisabhängigen Effekt zwischen der Höhe der Dosierung und Häufigkeit einer Harnwegsinfektion zeigt.[14] Da es keine Placebo-Gruppe gibt, bleiben die Grunderkrankungen der Studienpopulation unklar und somit auch, wie stark die Anwendung von Rivastigmin-Transdermalpflastern das Risiko für einen Harnwegsinfekt tatsächlich erhöht. Unabhängig davon kann unter der Anwendung von Cholinesterasehemmern ein erhöhtes Risiko für das Auftreten einer Harninkontinenz bestehen, auch wenn die Datenlage dazu nicht eindeutig ist.[15] In der Fachinformation werden Synkopen als häufige (Transdermalpflaster) oder gelegentliche (p.o.) Nebenwirkung von Rivastigmin aufgeführt.

1.1.4 Memantin

Zur besseren Verträglichkeit werden zu Therapiebeginn 1 × 5 mg/d Memantin peroral eingenommen. Es stehen Filmtabletten oder bei Schluckstörungen Lösungen zur Verfügung. Wöchentlich wird die Dosis um 5 mg/d bis zur Zieldosierung von 20 mg/d gesteigert. Es ist zu beachten, dass die Dosierung an die Nierenfunktion angepasst werden muss, da Memantin renal eliminiert wird.

Häufige Nebenwirkungen sind Schwindel, Kopfschmerz, Obstipation, erhöhter Blutdruck und Schläfrigkeit, die jedoch vorübergehend sein können. Zudem senkt Memantin die Krampfschwelle und sollte bei Patienten mit epileptischen Anfällen zurückhaltend eingesetzt werden.

Memantin wird nicht über das CYP-System metabolisiert. Der Wirkmechanismus birgt jedoch andere Interaktionsrisiken. Die gleichzeitige Anwendung von weiteren NMDA-Antagonisten wie Amantadin, Ketamin und Dextromethorphan sollte vermieden werden, da es in dieser Kombination zu ZNS-Nebenwirkungen wie einer medikamenteninduzierten Psychose kommen kann. Für weitere Information sei auf die Fachinformationen verwiesen.

1.1.5 Fallbeispiel: Der multimorbide Patient mit Delir bei Demenz

Fallbeispiel: Aufnahme und Verlauf auf Normalstation

- Patient, männlich, 78 Jahre
- Aufnahme auf Normalstation wegen Exsikkose > intravenöse Flüssigkeitszufuhr
- Supraventrikuläre Tachykardie bei bekanntem Vorhofflimmern/-flattern im Wechsel, Hypokalziämie, Hypomagnesiämie > intravenöse Korrektion und weiterhin orale Ersatztherapie
- bei fortbestehendem Verwirrtheitszustand (zur Person orientiert, zeitlich/örtlich nicht, kein fokalneurologisches Defizit) und dem Ausschluss von Meningismus (T = 37,4° C) Anfordern eines psychiatrischen Konsils > Diagnose: Delir bei Demenz, Therapieempfehlung: Ansetzen von Risperidon und Donepezil

Vordiagnosen

- Sinusknotenerkrankung mit dokumentiertem Bradykardie-Tachykardie-Syndrom
- intermittierender AV-Block II°b
- Schrittmacherimplantation 7/2018
- paroxysmales Vorhofflimmern
- Erfolgreiche elektrische Kardioversion 6/2018. Rasches Vorhofflimmernrezidiv
- Antikoagulation mittels Apixaban bei CHA2DS2VASc Score 4
- Unklare Infektion
- Intravenöse antibiotische Therapie mittels Piperacillin/Tazobactam
- Ossär und lymphogen metastasierendes Prostatakarzinom mit Gleason Score 9, ED 10/2016
- Z.n. Strahlentherapie von HWK 8 und BWK 11 bis LWK 1 bis jeweils 40 Gy bis 1/2017 bei ossärer Metastasierung
- Hormonablative Therapie Enantone seit 3/2016 und Enzalutamid
- Therapie mit Bisphosphonaten seit 11/2016
- Z.n. Bougierung distaler Ösophagus bei bekannter Stenose

Dieses Fallbeispiel fokussiert auf die kardialen Nebenwirkungen der Cholinesterasehemmer. Allgemein wird empfohlen, Patienten, die Cholinesterasehemmer erhalten, routinemäßig nach dem Auftreten von Synkopen zu befragen und den Puls auf Bradykardie zu überprüfen. Bei gleichzeitiger Verordnung mehrerer QT-Zeit-verlängernder Wirkstoffe sollte ein EKG geschrieben werden.[16] Nach AZCERT-Klassifikation ist Donepezil ein Wirkstoff der höchsten Risikoklasse für Torsades de Pointes, der die QT-Zeit verlängert und auch bei korrekter Einnahme ein erhöhtes Risiko für Torsades de Pointes aufweist.[17] Galantamin wird nach AZCERT als Wirkstoff klassifiziert, der beim Zusammenspiel mehrerer Faktoren wie Überdosierung, additiver QT-Zeitverlängerung durch weitere Wirkstoffe oder durch Elektrolytstörungen Torsades de Pointes auslösen kann.[17] Während Rivastigmin in der AZCERT-Klassifikation nicht kategorisiert ist, da die Studienlage als nicht ausreichend für die Zuordnung eines Risikos bewertet wird[17], wird in der Fachinformation das Risiko für eine QT-Zeitverlängerung bei Vorliegen weiterer Risikofaktoren aufgeführt.

Nach AZCERT-Klassifikation gibt es interessanterweise eine Risikoabstufung hinsichtlich des QT-Zeit-verlängernden Potenzials von Donepezil > Galantamin > Rivastigmin.[17]

Während die Fachinformation keine Informationen zu einem QT-Zeit-verlängernden Effekt von Memantin enthält, wird es nach AZCERT-Klassifikation der zweithöchsten Risikoklasse zugeordnet. Diese Wirkstoffe führen zwar zu einer QT-Zeitverlängerung, bei korrekter Einnahme sind jedoch bisher keine Torsades de Pointes beschrieben.[17] Bei gleichzeitiger Einnahme von weiteren QT-Zeit-verlängernden Wirkstoffen ist ein Kontroll-EKG sinnvoll.

Interaktionscheck ABDA-Datenbank

Apixaban/Enzalutamid – gleichzeitige Anwendung nicht empfohlen
Die gleichzeitige Behandlung mit CYP3A4-Induktoren wie Enzalutamid kann die Wirksamkeit von CYP3A4-Substraten wie Apixaban innerhalb weniger Tage beeinträchtigen. Die gleichzeitige Behandlung mit Enzalutamid und Apixaban soll vermieden werden, geeignete therapeutische Alternativen sind vorzuziehen. Wird dennoch gleichzeitig behandelt, sollte die ausreichende Wirksamkeit des NOAK über einen kalibrierten quantifizierten anti-Faktor Xa-Test überprüft werden.

Bisoprolol/Donepezil – Überwachung/Anpassung
Bei gleichzeitiger Behandlung mit Beta-Blockern und Cholinesterasehemmern sind anhaltende Bradykardien nicht auszuschließen. Beide Stoffgruppen hemmen die kardiale Reizleitung und wirken verengend auf die Bronchialmuskulatur, sodass von einem additiven Effekt ausgegangen wird.

Donepezil/Risperidon/Enzalutamid – Überwachung/Anpassung
Eine Androgen-Entzugstherapie kann das QT-Intervall verlängern. Bei gleichzeitiger Behandlung mit Arzneimitteln, die ebenfalls das QT-Intervall verlängern können, ist daher das Risiko für ventrikuläre Tachykardien erhöht. Torsades de Pointes mit symptomatischen Schwindel- oder Ohnmachtsanfällen können auftreten. Risikofaktoren für Torsades de Pointes sind vorbestehende Herzkrankheiten, höheres Lebensalter, weibliches Geschlecht, Leber- oder Nierenversagen, hohe Dosierung, Hypokaliämie (durch Diuretika, Diarrhö, Erbrechen), Hypomagnesiämie und Bradykardie sowie das angeborene oder erworbene Long-QT-Syndrom.

Aufnahmemedikation mit Indikation

Apixaban 2,5 mg	1-0-1	Vorhofflimmern
Bisoprolol 5 mg	1-0-½	Vorhofflimmern
Torasemid 10 mg	1-1-0	Herzinsuffizienz
Pantoprazol 40 mg	1-0-1	Z.n. Bougierung distaler Ösophagus bei Stenose
Colecalciferol 4 mg	1-0-0	Vitamin D-Supplementierung
Calcium 500 mg	1-0-0	Calcium-Supplementierung
Zoledronsäure 4 mg i.v.	Kurzinfusion alle 3–4 Wo,	Prävention skelettbezogener Komplikationen bei ossärer Metastasierung
Enzalutamid 40 mg	0-4-0	metastasiertes kastrationsresistentes Prostatakarzinom
Leuprorelinacetat 11,25 mg s.c.		alle 3 Mon, fortgeschrittenes hormonabhängiges Prostatakarzinom

Anordnung zusätzlicher Medikation nach psychiatrischem Konsil

Donepezil 5 mg	0-0-1	Leichte bis mittelschwere Alzheimer-Demenz
Risperidon 0,5 mg	1-0-1	Delir bei Demenz

Laborwerte am Aufnahmetag

Kalium	3,8 mmol/l (3,5–5,0 mmol/l)
Natrium	135 mmol/l (135–145 mmol/l)
Calcium	1,42 mmol/l (2,20–2,65 mmol/l)
Magnesium	< 0,20 mmol/l (0,70–1,10 mmol/l)
Kreatinin	1,1 mg/dl (bis 1,2 mg/dl)
GFR (CKD-EPI)	63 ml/min (> 60 ml/min)
Leukozyten	10,0 Tsd./µl (3,9–9,8 Tsd./µl)
Hämoglobin	8,5 g/dl (13,5–17,5 g/dl)

Weiterer Verlauf

- Sturz mit Bewusstlosigkeit, Kopfplatzwunde (Stirn, frontal) und Apnoe/Hypopnoe bei Kammerflattern, Torsades de Pointes (TdP) bei struktureller Herzerkrankung
- TdP medikamentös getriggert unter vorbestehender leicht verlängerter QT-Zeit (Enzalutamid/Risperidon/Donepezil)
- TdP durch medikamentös induzierte Elektrolytverschiebung (Hypomagnesiämie, Hypokalzämie)

Pantoprazol/Torasemid – bei Risikofaktor Überwachung/Anpassung

Bei gleichzeitiger, mehrmonatiger Behandlung mit Protonenpumpenblockern und Diuretika ist das Risiko von schweren Hypomagnesiämien offenbar erhöht. Diese können mit Erschöpfungszuständen, Tetanie, Delirium, Krämpfen, Schwindel und ventrikulären Arrhythmien verbunden sein. Schwere Hypomagnesiämien traten bei Patienten auf, die für mindestens drei Monate, meist aber für mindestens ein Jahr mit Protonenpumpenblockern behandelt wurden. Dies könnte mit einer verminderten Magnesium-Absorption zusammenhängen. Auch Diuretika können Hypomagnesiämien hervorrufen bzw. hemmen die kompensatorisch erhöhte Rückresorption von Magnesium. Bei gleichzeitiger Behandlung mit Protonenpumpenblockern und Diuretika ist das Risiko für eine Hypomagnesiämie erhöht.

Risperidon/Enzalutamid – vorsichtshalber Überwachung
Die gleichzeitige Behandlung mit Enzyminduktoren (CYP3A4) wie Enzalutamid kann die antipsychotischen Wirkungen von Risperidon innerhalb einiger Tage vermindern.

Weiterhin kann die gleichzeitige Behandlung mit Enzalutamid und Risperidon additiv die Krampfschwelle senken und das Risiko von Krampfanfällen erhöhen.

1.1.6 Ginkgo biloba

Ginkgo biloba wird häufig zur Behandlung kognitiver Störungen und Demenz eingesetzt und der Extrakt EGb 761 ist zur symptomatischen Behandlung von hirnorganisch bedingten geistigen Leistungseinbußen bei demenziellen Syndromen zugelassen.

Das IQWiG kommt zu dem Schluss, dass es für das Therapieziel „Aktivierung des täglichen Lebens" einen Zusatznutzen für den Extrakt EGb 761 in der hohen Dosierung von 240 mg gibt. Für die Therapieziele „kognitive Fähigkeiten" und „allgemeine psychopathologische Symptome" gibt es zumindest Hinweise auf einen Zusatznutzen von *Ginkgo biloba*, insbesondere bei Patienten mit begleitenden psychopathologischen Symptomen. Für eine niedrigere Dosierung von 120 mg/d konnte keine abschließende Aussage zum Nutzen gemacht werden.[11] EGb 761 ist als Over-the-Counter-Präparat verfügbar und für die Behandlung der Demenz in der Dosis von 240 mg erstattungsfähig.[11]

Das Blutungsrisiko unter *Ginkgo biloba* bei Risikofaktoren oder bei der Komedikation mit Wirkstoffen wie ASS und Phenprocoumon wird in der Literatur kontrovers diskutiert.[18, 19] Die Arzneimittelkommission der deutschen Ärzteschaft empfiehlt, bei Anwendung von *Ginkgo-biloba*-Präparaten eine eingehende Gerinnungsanamnese zu erheben, da es Hinweise auf eine erhöhte Blutungsneigung, z. B. in Kombination mit einem von-Willebrand-Jürgens-Syndrom oder der gleichzeitigen Einnahme von ASS gibt.[20]

1.2 Pharmakotherapie der vaskulären Demenz

Das Konzept der vaskulären Demenz umfasst zerebrovaskulär bedingte Schädigungen (wie mikroangiopathische Läsionen und Makroinfarkte), die zu einer Demenz führen. Daraus ergibt sich die Notwendigkeit, weiteren vaskulären Schädigungen vorzubeugen. Hierzu sei auf die Leitlinie „Schlaganfall" der DGN verwiesen.[21]

Darüber hinaus ist das Therapieziel, die Symptomatik der Demenz zu stabilisieren. Es existiert jedoch keine zugelassene oder durch ausreichende Evidenz belegte medikamentöse symptomatische Therapie für vaskuläre Demenzformen, die einen regelhaften Einsatz rechtfertigt. In einem Head-to-Head-Vergleich über sechs Monate zeigte sich ein signifikanter Effekt von Donepezil, Rivastigmin, Galantamin und Memantin auf die kognitive Leistungsfähigkeit bei der vaskulären Demenz. Donepezil hatte einen dosisabhängigen Effekt auf den klinischen Gesamteindruck und die Alltagsfunktion. Die Effekte bei der vaskulären Demenz waren insgesamt geringer als bei der Alzheimer-Demenz, jedoch können insbesondere Patienten mit subkortikaler vaskulärer Demenz von einer Verbesserung der exekutiven Funktionen profitieren.[11, 22] Im Einzelfall kann eine Therapie erwogen werden. Die Problematik des Off-label-Gebrauchs ist dabei adäquat zu berücksichtigen.

1.3 Pharmakotherapie der gemischten Demenz

Im klinischen Kontext besteht der Verdacht auf eine gemischte Demenz bei einem Krankheitsverlauf, der sich der Alzheimer-Erkrankung zuordnen lässt, und zusätzliche vaskuläre Ereignisse, die den Krankheitsverlauf modifizieren, nachweisbar sind. In diesem Fall kann vom gemeinsamen Vorliegen der Pathologie der Alzheimer-Demenz und der vaskulären Demenz ausgegangen werden. Somit ist es gerechtfertigt, Patienten mit einer gemischten Demenz entsprechend der Alzheimer-Demenz zu behandeln. Weiterhin sollte dem Auftreten weiterer zerebraler Schädigungen vorgebeugt werden.

In einer placebokontrollierten Studie mit Galantamin über 24 Wochen bei 592 Patienten mit leichter bis mittelschwerer vaskulärer Demenz und Alzheimer-Demenz mit vaskulärer Komponente zeigte sich in der Subgruppe mit gemischter Demenz eine Überlegenheit von Galantamin in der Kognition, den Alltagsfunktionen und dem klinischen Gesamteindruck. Weitere Studien, die die Wirkung von Cholinesterasehemmern oder Memantin speziell bei Patienten mit gemischter Demenz untersuchen, existieren nicht. Bei geringer Evidenz für die Wirksamkeit setzt die Indikationsstellung zur Therapie eine sorgfältige Nutzen- und Risikoabwägung voraus.[11]

1.4 Pharmakotherapie der Demenz mit Lewy-Körperchen

Bei der Demenz mit Lewy-Körperchen treten Parkinson-Symptome gleichzeitig mit Einsetzen oder im Verlauf der Demenz auf. Wenn zuerst die Parkinson-Erkrankung besteht und nach frühestens einem Jahr eine Demenz hinzukommt, wird diese als Parkinson-Demenz bezeichnet, vgl. Kap. 1.5.

Patienten mit Lewy-Körperchen-Demenz wurden mittels molekularer Bildgebung (wie z. B. Positronen-Emissions-Tomographie mit Radioliganden) untersucht, um herauszufinden, ob die als künstlich diskutierte klinische Unterscheidung zwischen Lewy-Körperchen und Parkinson-Demenz durch bildgebende Verfahren ggf. unterstützt werden kann. Es scheinen jedoch keine grundlegendenden Unterschiede zwischen den regionalen Störungen des Transmitterhaushaltes zu bestehen. Lediglich das Auftreten von Proteinopathien vom Alzheimer-Typ war geringfügig häufiger mit der Lewy-Körperchen-Demenz assoziiert als mit der Parkinson-Demenz.[23]

Im Gegensatz zur Demenz bei M. Parkinson gibt es jedoch aktuell keine zugelassene Therapie für die antidementive Behandlung der Lewy-Körperchen-Demenz. Es gibt Hinweise auf eine Wirksamkeit von Rivastigmin auf Verhaltenssymptome. Donepezil kann positiv auf Kognition, den klinischen Gesamteindruck und Verhaltenssymptome wirken. Weiterhin gibt es Hinweise auf die Wirksamkeit von Memantin in Bezug auf den klinischen Gesamteindruck und Verhaltenssymptome, jedoch nicht auf Kognition.[11] Alle Wirkstoffe stellen einen Off-label-Gebrauch dar und die damit verbundenen Schwierigkeiten sind adäquat zu berücksichtigen.

1.5 Pharmakotherapie der Demenz bei Morbus Parkinson und anderen extrapyramidalmotorischen Erkrankungen

Die Parkinson-Erkrankung ist durch den Untergang von Neuronen in der Substantia nigra gekennzeichnet, einem Areal des Mittelhirns, das Dopamin produziert. Deren Ausfall führt zum Dopamin-Mangel und den charakteristischen extrapyramidalen Störungen. Der Mangel an Dopamin führt zu einem relativen Überschuss der Neurotransmitter Acetylcholin im Striatum und Glutamat, der mit Anticholinergika (z. B. Biperiden) oder NMDA-Antagonisten (z. B. Amantadin) behandelt werden kann. Allerdings kann die Parkinson-Erkrankung auch von einem Defizit an Acetylcholin im basalen Vorderhirn begleitet sein. Mittels molekularer Bildgebung wurde bestätigt, dass die Degeneration des cholinergen Systems ein wesentlicher Faktor der Parkinson-Demenz, die sich im Verlauf einer Parkinson-Erkrankung entwickeln kann, ist. Aktuell wird die Korrelation der cholinergen Dysfunktion mit weiteren Symptomen wie Einschränkungen der Mobilität, des Schlafs, des Geruchssinnes, Dyskinesien, visuellen Halluzinationen und dem Risikoverhalten untersucht.[24]

Vor diesem Hintergrund ist es naheliegend, Cholinesterasehemmer auch bei der Parkinson-Demenz einzusetzen, und ihr Einsatz wird auch hinsichtlich weiterer Symptome von M. Parkinson diskutiert und erforscht. Rivastigmin als Kapsel ist für die antidementive Behandlung der Demenz bei M. Parkinson zugelassen. Es ist im leichten und mittleren Stadium der Parkinson-Demenz wirksam im Hinblick auf kognitive Störung und Alltagsfunktion und sollte eingesetzt werden. Es gibt weiterhin Hinweise auf die Wirksamkeit von Donepezil auf Kognition und klinischen Gesamteindruck bei Parkinson-Demenz. Der Einsatz von Donepezil ist, wie auch Rivastigmin-Pflaster, ein Off-label-Gebrauch und dies ist bei der Verordnung adäquat zu berücksichtigen.[11]

Anticholinerge Wirkstoffe sollten folglich bei Patienten mit M. Parkinson und insbesondere Parkinson-Demenz mit Vorsicht eingesetzt werden. Anticholinergika spielen klinisch für die Behandlung des Tremors praktisch keine Rolle mehr.

1.6 Pharmakotherapie der frontotemporalen Demenz

Wie der Name sagt, handelt es sich bei der frontotemporalen Demenz um einen Cluster von Symptomen, die ihren Ursprung in der Degeneration des Frontal- und des Temporallappens haben. Es gibt aktuell keinen zugelassenen Wirkstoff für dieses Krankheitsbild. Cholinesterasehemmer und Memantin haben keine klinisch signifikante Wirksamkeit bei der Behandlung von Patienten mit frontotemporaler Demenz gezeigt. Mehr noch, sie stehen im Verdacht, den kognitiven Verfall zu beschleunigen und Verhaltensauffälligkeiten zu verschlechtern.[26, 27] Dies ist möglicherweise darauf zurückzuführen, dass bei der frontotemporalen Demenz in der Regel kein cholinerges Defizit vorliegt und die begleitende Pathologie sich von den anderen relevanten neurokognitiven Störungen unterscheidet.[28] Aufgrund der mangelnden Evidenz kann derzeit keine Behandlungsempfehlung der frontotemporalen Demenz gegeben werden.[11]

1.7 Wirkstoffe mit mangelnder oder negativer Evidenz bei der Behandlung von Demenzerkrankungen

Die Anwendung von Wirkstoffen mit anticholinergen Eigenschaften ist zu vermeiden, da die meisten Demenzformen mit einer reduzierten cholinergen Neurotransmission einhergehen und der Einsatz von Anticholinergika tendenziell negative Effekte auf die Kognition sowie delirogenes Potenzial hat.[29] Übersichten über das anticholinerge Potenzial einzelner Substanzen und Substanzgruppen finden sich u. a. bei Chew[30], Strobach[31] und in Online-Datenbanken wie dem Anticholinergic Burden Calculator (www.anticholinergicscales.es), der nach Anmeldung kostenfrei nutzbar ist.

In der Gruppe der Psychopharmaka treten anticholinerge Effekte vor allem bei trizyklischen Antidepressiva (z. B. Amitriptylin, Imipramin) und Neuroleptika (z. B. Clozapin) auf. Weiterhin ist der Einsatz von H1-Antihistaminika mit starker anticholinerger Komponente wie Diphenhydramin nicht empfohlen.[32] Auch Benzodiazepine und Opioide haben anticholinerge Effekte und einige Opioide zusätzliche serotonerge Effekte, vgl. Kap. 3. Der Einsatz von Anticholinergika zur Behandlung der Dranginkontinenz ist ebenfalls zu vermeiden. Trospiumchlorid hat den Vorteil, dass es nicht liquorgängig ist und somit theoretisch im Vergleich zu Oxybutynin, Propiverin und Tolterodin weniger zentralnervöse Nebenwirkungen zu erwarten sind. Mit dem Wirkstoff Mirabegron steht zur symptomatischen Therapie von imperativem Harndrang oder Dranginkontinenz bei Erwachsenen mit überaktiver Blase ein Wirkstoff ohne anticholinerge Nebenwirkungen zur Verfügung. Für Patienten, die gleichzeitig unter psychischen Symptomen und Verhaltenssymptomen leiden, ist ggf. Duloxetin, das auch zur Behandlung von Frauen mit mittelschwerer bis schwerer Belastungsinkontinenz zugelassen ist, eine Therapieoption.

Aufgrund mangelnder Evidenz empfiehlt die S3-Leitlinie „Demenzen“ ausdrücklich nicht den Einsatz von Vitamin E, nichtsteroidalen Antiphlogistika (Rofecoxib, Naproxen, Diclofenac, Indomethacin), Hormonersatztherapie bei postmenopausalen Frauen und Nootropika (Piracetam, Nicergolin, Hydergin, Phosphatidylcholin, Nimodipin, Cerebrolysin und Selegilin) bei Patienten mit Alzheimer-Demenz.[11]

2. Medikamentöse Therapie von psychischen Symptomen und Verhaltenssymptomen bei Demenz

2.1 Allgemeine Prinzipien

Bevor der Einsatz von Psychopharmaka bei psychischen und Verhaltenssymptomen erwogen wird, soll ein psychopathologischer Befund erhoben werden. Die zugrundeliegenden medizinischen, personen- und umgebungsbezogenen Faktoren sollen identifiziert und soweit möglich therapiert bzw. durch die Änderung der Umgebungsbedingungen modifiziert werden.

Erst wenn diese Maßnahmen nicht ausreichend greifen oder nicht umsetzbar sind, sollte eine geeignete Pharmakotherapie initiiert und deren Fortführung regelmäßig reevaluiert werden. Bei Eigen- oder Fremdgefährdung, die anders nicht abwendbar ist, kann auch die unmittelbare Pharmakotherapie notwendig sein.
Die Anwendung von Wirkstoffen mit anticholinergen Eigenschaften ist bei Demenzerkrankten zu vermeiden, Kap. 1.7.

Arzneistoffe mit sedierenden Eigenschaften sind nach Möglichkeit nicht zu verordnen, da die kognitive Leistung durch eine Sedierung negativ beeinflusst werden kann und die Sturzgefahr der Patienten erhöht wird.

2.1.1 Wirksamkeit von Antidementiva bei psychischen Symptomen und Verhaltenssymptomen

Die Wirksamkeit von Antidementiva auf psychische Symptome und Verhaltenssymptome wurde in zahlreichen Studien als sekundäre Zielgröße untersucht. Der Einsatz von Galantamin und eventuell auch Donepezil bei leichter bis mittelschwerer Alzheimer-Demenz beeinflusst die Verhaltenssymptome positiv. Hingegen zeigen sich bei mittelschwerer bis schwerer Demenz keine Hinweise auf einen Nutzen von Cholinesterasehemmern bei Verhaltenssymptomen.

Memantin verbessert Verhaltenssymptome bei moderater bis schwerer Demenz geringfügig.

Zur Therapie psychotischer Symptome bei einer Lewy-Körperchen-Demenz und bei Parkinson-Demenz mit Rivastigmin gibt es Hinweise auf Wirksamkeit. Bei der Lewy-Körperchen-Demenz hat auch Memantin einen positiven Einfluss auf Verhaltenssymptome gezeigt.[11]

Auch wenn sich für einzelne Antidementiva lediglich positive Tendenzen zur Verbesserung der Verhaltenssymptome zeigen lassen, kann dies für Patienten mit psychischen Symptomen und Verhaltenssymptomen im Rahmen der Demenz die Entscheidung für einen Wirkstoff unterstützen.

2.1.2 Behandlung von Demenzerkrankten mit Antipsychotika

Die Verordnung von Antipsychotika bei Patienten mit Demenz ist wahrscheinlich mit einer erhöhten Mortalität und einem erhöhten Risiko für zerebrovaskuläre Ereignisse assoziiert. Darüber hinaus sind die Nebenwirkungen der Einzelsubstanzen, wie z. B. eine Erhöhung des Risikos für extrapyramidale, kardiale oder orthostatische Ereignisse, sowie das steigende Risiko von Stürzen zu beachten.

Wahrscheinlich besteht je nach Substanz ein unterschiedliches Mortalitätsrisiko, wobei Haloperidol das höchste und Quetiapin das geringste Risiko hat. Obwohl das Risiko in den ersten Behandlungswochen am höchsten ist, bleibt es wahrscheinlich auch bei Langzeitbehandlung erhöht. Weiterhin besteht das Risiko für eine beschleunigte kognitive Verschlechterung durch die Gabe von Antipsychotika bei Demenzerkrankten. Patienten und rechtliche Vertreter müssen hiervon in Kenntnis gesetzt werden. Die Behandlungsdauer soll mit der geringstmöglichen Dosis und so kurz wie möglich erfolgen. Die Notwendigkeit der Behandlung ist engmaschig zu kontrollieren.[11]

Patienten mit Parkinson-Demenz und Lewy-Körperchen-Demenz reagieren besonders empfindlich auf Antipsychotika. Klassische und viele atypische Neuroleptika sind bei diesen Patienten kontraindiziert, da sie Parkinson-Symptome verstärken und Somnolenzattacken auslösen können. Einsetzbare Neuroleptika bei diesen Erkrankungen sind Clozapin und mit geringerer Evidenz Quetiapin. Dabei ist zu beachten, dass Clozapin anticholinerge Eigenschaften besitzt und es zur Dauertherapie für Patienten mit Parkinson-Demenz und Lewy-Körperchen-Demenz nicht geeignet ist.[11] Eine aktuelle schwedische Studie hat gezeigt, dass eine beträchtliche Anzahl von Patienten mit Parkinson-Demenz und Lewy-Körperchen-Demenz eine ungeeignete antipsychotische Therapie erhält.[33]

2.1.3 Einsatz von Benzodiazepinen bei Demenzerkrankten

Benzodiazepine sind grundsätzlich nicht zur Behandlung von Demenzpatienten geeignet, da ihre Anwendung negative Effekte auf die Kognition hat, häufig paradoxe Wirkungen zeigt und mit einem Abhängigkeitspotenzial verbunden ist, das bei plötzlichem Absetzen mit der Gefahr eines Delirs einhergeht. In Einzelfällen kann die Gabe von Einzeldosen kurzwirksamer Präparate in Betracht gezogen werden. Präparate mit langer Halbwertszeit sind zu vermeiden.[11]

Weiterhin gibt es Hinweise darauf, dass die Dauermedikation mit Benzodiazepinen und Z-Substanzen das Risiko für das Auftreten der Alzheimer-Demenz erhöhen könnte.[34] Vor dem Hintergrund, dass die Wirkung bei der Verordnung als Schlafmedikation mit der Zeit abnimmt, während die Nebenwirkungen, wie ein erhöhtes Risiko für Stürze und Hüftfrakturen, bestehen bleiben, ist es sinnvoll, die Schwelle für die Verschreibung dieser Wirkstoffe hochzuhalten und die Patienten für potenzielle Nebenwirkungen zu sensibilisieren.

2.1.4 Einsatz von Antidepressiva bei Demenzerkrankten

Aufgrund ihrer reduzierten cholinergen Neurotransmission sind Demenzerkrankte häufig sensibel gegenüber zentral-anticholinerg wirksamen Arzneistoffen, wie z. B. trizyklischen Antidepressiva. Sedierende Wirkstoffe erhöhen die Sturzgefahr und das Risiko für eine Verschlechterung der kognitiven Leistung von Demenzerkrankten. Bei allen Antidepressiva wird zu Therapiebeginn eine niedrigere Dosierung gewählt als bei jüngeren Patienten.

2.2 Medikamentöse Therapie einzelner psychischer Symptome und Verhaltenssymptome und -komplexe

In einer europäischen Untersuchung an 2.808 ambulant betreuten Demenzerkrankten mit Alzheimer-Demenz aller Schweregrade wurde das Auftreten von psychischen und Verhaltenssymptomen untersucht.

Es wurden folgende vier Symptomcluster identifiziert: affektive Symptome, Hyperaktivität, psychotische Symptome und Apathie.[35] In Tabelle 3 sind die einzelnen Symptome und deren Therapie bei Demenzerkrankten dargestellt, die im Anschluss erläutert werden.

2.2.1 Affektive Symptome

2.2.1.1 Depression

Bei einer Depression im Rahmen einer Demenz gibt es aus der Gruppe der Antidementiva lediglich Hinweise auf die Wirksamkeit von Donepezil in Bezug auf depressive Symptome im Vergleich zu Placebo bei mittelschwerer bis schwerer Erkrankung.[11]

In einer Metaanalyse über fünf RCTs zeigte sich eine Wirksamkeit von Antidepressiva gegenüber Placebo bezüglich Ansprechen und Remission mit einer „Number needed to treat“ (NNT) von 5. Dies bedeutet, dass bei jedem fünften Patienten durch die Verordnung von Antidepressiva das Therapieziel erreicht wird – das entspricht etwa der NNT in Antidepressiva-Studien bei Betroffenen ohne Demenz. Es gibt Hinweise auf die Wirksamkeit der Antidepressiva Sertralin, Citalopram, Fluoxetin, Paroxetin, Mianserin, Mirtazapin und Moclobemid. Eine Überlegenheit einzelner Substanzen oder Substanzklassen lässt sich aus der aktuellen Studienlage nicht ableiten. Beim Einsatz von Moclobemid ist zu beachten, dass dieser MAO-Hemmer anfällig für Interaktionen ist. Aufgrund des günstigeren Nebenwirkungsprofils sind SSRI (Citalopram oder Sertralin) bzw. neuere Antidepressiva wie Mirtazapin oder Venlafaxin zu bevorzugen.

Trizyklische Antidepressiva, wie z. B. Imipramin, Clomipramin und Amitriptylin, haben eine Verschlechterung der Kognition gezeigt und sollten bei Patienten mit Demenzerkrankung nicht eingesetzt werden.

Tab. 3: Medikamentöse Therapie einzelner psychischer Symptome und Verhaltenssymptome und -komplexe bei Demenzerkrankten.

	Cholinesterase-hemmer			**Antidepressiva (außer Trizyklika)**			**Antikonvulsiva**		**Atypische Neuroleptika**		**Stimulanzien**	**Niedrigpotente Neuroleptika**
	alle	Donepezil	Galantamin	alle	Citalopram	Trazodon	Pregabalin	Carbamazepin	Risperidon	Aripiprazol	Methylphenidat	Melperon Pipamperon
Affektive Symptome												
Depression		(+)		(+)								
Angst		(+)	(+)	(+)			(+)					
Hyperaktivität												
Agitiertes Verhalten					(+)			(+)	+	(+)		
Enthemmung					(+)	(+)						
Gesteigerte Psychomotorik									(+)			
Psychotische Symptome												
Halluzination/ Wahn									+	(+)		
Schlafstörung												(+)
Apathie	(+)										(+)	

\+ zugelassene Wirkstoffe
(+) Off-label-Gebrauch

2.2.1.2 Angst

Angstsymptome wie innere Anspannung, Befürchtungen und Nervosität können bei Demenzerkrankten auftreten und sind häufig, aber nicht immer, mit den Symptomen einer Depression vergesellschaftet. Leider existiert aktuell keine evidenzbasierte medikamentöse Therapie der Angstsymptome bei Patienten mit Demenz.

Folgende Antidementiva haben Hinweise auf ihre Wirksamkeit in Bezug auf Angstsymptome gezeigt: Galantamin bei Demenzkranken mit leichter bis mittelschwerer und Donepezil bei mittelschwerer bis schwerer Demenz. Die Evidenz ist jedoch nicht ausreichend, um daraus eine Therapieempfehlung abzuleiten.

Bei nicht an einer Demenz erkrankten Patienten werden Antidepressiva und Pregabalin zur Behandlung von Angststörungen eingesetzt und sind auch für diese Erkrankung zugelassen. Daraus abgeleitet ist eine Therapie der Angstsymptome von Demenzerkrankten mit diesen Wirkstoffen im Einzelfall vertretbar, Trizyklika sind jedoch aufgrund ihrer anticholinergen Wirkung nicht geeignet.

Benzodiazepine und Antipsychotika zur Behandlung von Angstsymptomen sollten vermieden und nur im Einzelfall, bei ausgeprägter, quälender und durch andere Maßnahmen nicht beherrschbarer Angst, eingesetzt werden.

2.2.2 Hyperaktivität

2.2.2.1 Agitiertes Verhalten/Aggressivität

Die medikamentöse Behandlung von agitiertem/aggressivem Verhalten sollte erst in Erwägung gezogen werden, wenn alle Modifikationen der Umwelt und der Kommunikation, die möglich sind, durchgeführt und alle verfügbaren psychosozialen Interventionen eingesetzt wurden.

Da agitiertes Verhalten und Aggressivität eine sehr hohe Belastung für Pflegende darstellen bzw. zu selbstgefährdendem Verhalten führen können, kann die medikamentöse Therapie unumgänglich werden. Beim Einsatz von Antipsychotika sind die in Kapitel 2.1.2 zusammengestellten allgemeinen Grundsätze zu beachten. Risperidon ist zur Kurzzeitbehandlung (bis zu sechs Wochen) von anhaltender Aggression bei Patienten mit mäßiger bis schwerer Alzheimer-Demenz, die auf nichtpharmakologische Methoden nicht ansprechen und wenn ein Risiko für Eigen- und Fremdgefährdung besteht, zugelassen. Aufgrund seiner Wirksamkeit gegen Agitation und Aggression steht Aripiprazol als alternativer Wirkstoff zur Verfügung. Es ist jedoch zu beachten, dass es sich dabei um eine Off-label-Behandlung handelt. Haloperidol wird aufgrund des fehlenden Nachweises der Wirksamkeit nicht zur Behandlung der Agitation empfohlen. Allerdings gibt es Hinweise auf die Wirksamkeit von Haloperidol bei aggressivem Verhalten mit geringer Effektstärke, sodass der Einsatz im Einzelfall gerechtfertigt sein kann. Aufgrund der anticholinergen Nebenwirkungen und heterogener Daten zur Wirksamkeit soll Olanzapin nicht zur Behandlung von agitiertem und aggressivem Verhalten bei Demenzerkrankten eingesetzt werden.[11]

Bei Therapieversagen von Antipsychotika ist der Einsatz von Carbamazepin aufgrund der günstigen Wirkung bei Agitation und Aggression möglich. Es handelt sich um einen Off-label-Gebrauch, weiterhin ist auf Arzneimittelinteraktionen zu achten. Aufgrund fehlender Wirksamkeit bei vermehrtem Auftreten von Nebenwirkungen sollte Valproat nicht eingesetzt werden.

Weiterhin gibt es Hinweise auf die Wirksamkeit von Citalopram auf agitiertes Verhalten bei Demenzerkrankten. Im Rahmen einer Off-label-Behandlung kann der Einsatz erwogen werden. Dabei ist zu beachten, dass bei älteren Patienten die maximale Tagesdosis von 20 mg aufgrund des Risikos für QT-Zeitverlängerungen nicht überschritten werden sollte.

2.2.2.2 *Enthemmung und Euphorie*

Bei Demenzerkrankten können enthemmte Verhaltensweisen, beispielsweise in Bezug auf Nahrungsaufnahme und Sexualität, auftreten. Der sorgfältigen Diagnostik und der nichtmedikamentösen Behandlung kommt besondere Bedeutung zu, denn die medikamentösen Optionen sind sehr begrenzt. Im Rahmen einer Demenzerkrankung kann auch eine euphorische Stimmungslage auftreten. Diese ist jedoch selten behandlungsbedürftig und es existiert auch keine höhergradige Evidenz für die erfolgreiche Behandlung von Euphorie bei Demenzkranken.[11]

Da Anhaltspunkte für eine medikamentöse Therapie enthemmter Verhaltensweisen nur auf retrospektiven, nichtrandomisierten Studien und Einzelfallberichten basieren, ist eine besonders sorgfältige Nutzen-Risiko-Abwägung erforderlich. Es gibt Hinweise darauf, dass der Einsatz von SSRI und insbesondere Citalopram (20 mg) unangemessenes Verhalten und Enthemmung verbessert.[36]

Der Einsatz von Trazodon führte in einer randomisierten Studie mit 26 Patienten mit frontotemporaler Demenz zu einer Abnahme von Verhaltenssymptomen wie Agitation und Essstörungen, bei anderen Demenzerkrankungen war die Substanz der psychosozialen Intervention jedoch nicht überlegen.[37, 38] In Fallberichten wird der erfolgreiche Einsatz von Trazodon bei Demenzerkrankten mit unangemessenem sexuellem Verhalten beschrieben.[39] Weiterhin geben Fallberichte Hinweise darauf, dass die Antikonvulsiva Gabapentin und Carbamazepin im Einzelfall wirksam sein können.[40] Sofern keine anderen Maßnahmen greifen, wird auch auf die Gabe von Trizyklika wie Clomipramin, Neuroleptika oder Benzodiazepinen – die bekannten Risiken in Kauf nehmend – verwiesen. Der Einsatz von antiandrogenen Wirkstoffen als Ultima Ratio wird kontrovers diskutiert[40], Nebenwirkungen wie Müdigkeit, Gewichtszunahme, Gynäkomastie, verminderte Knochendichte oder QT-Zeit-Verlängerung können auftreten.

2.2.2.3 *Gesteigerte Psychomotorik*

Gesteigerte Psychomotorik und repetitive Bewegungsabläufe sind ein häufiges Phänomen bei Demenzkrankheiten. Die Notwendigkeit zur Intervention besteht jedoch nur, wenn erkennbares Leid der Patienten damit verbunden ist. Führen sie zu schwerer psychomotorischer Unruhe oder zu Belastungen, z. B. durch eine deutliche Gewichtsabnahme des Betroffenen, oder ist die häusliche Pflegesituation durch die Angehörigen stark belastet, kann ein zeitlich begrenzter Therapieversuch mit Risperidon empfohlen werden.[11]

2.2.3 Psychotische Symptome

2.2.3.1 *Halluzination, Wahn*

Halluzination und Wahn sind häufige Begleiter der Demenz und beeinträchtigen den Betroffenen durch die ausgelösten Affekte wie Angst oder Wut. Beim Auftreten dieser Symptomatik sollte zunächst geprüft werden, ob sie medikamenteninduziert ist (z. B. durch Anticholinergika, Fluorchinolone) oder andere Ursachen, wie z. B. ein Delir, eine Rolle spielen.

Müssen nach Risikoabwägung Antipsychotika eingesetzt werden, ist die Behandlungsdauer möglichst kurz zu halten, regelmäßig zu kontrollieren und die Dosierung möglichst niedrig zu wählen. Der Nutzen von Risperidon bei psychotischen Symptomen bei Demenzerkrankungen ist belegt; falls die Behandlung von Halluzinationen und Wahnvorstellungen notwendig ist, wird die Anwendung von Risperidon (0,5–2 mg) empfohlen. Für die Anwendung von Aripiprazol 10 mg bei psychotischen Symptomen bei Patienten mit Demenz gibt es Hinweise auf Wirksamkeit, es handelt sich jedoch um einen Off-label-Gebrauch und die Datenlage ist heterogen. Der Einsatz anderer atypischer Neuroleptika wie Quetiapin oder Olanzapin zeigte keinen Nutzen bei psychotischen Symptomen bei Demenz, daher wird ihr Einsatz nicht empfohlen. Auch der Einsatz des typischen Neuroleptikums Haloperidol wird nicht empfohlen, da in der Dosierung 2–3 mg bei 20 % der Demenzerkrankten extrapyramidale Nebenwirkungen auftraten.[11]

2.2.3.2 Nächtliche Unruhe, Schlafstörungen

Störungen des Tag-Nacht-Rhythmus und des Nachtschlafes sind bei Demenzerkrankungen häufig und können insbesondere bei der Pflege im häuslichen Umfeld zu starken Belastungen führen. Auch bei kognitiv normalen Erwachsenen ist eine schlechte Schlafqualität mit einer Verringerung von Aβ42/Aβ40 und einer Erhöhung von t-Tau/Aβ42 in der Cerebrospinalflüssigkeit korreliert, den Markern, die auch zur Diagnostik einer Alzheimer-Erkrankung herangezogen werden.[41] Dies könnte darin begründet sein, dass die Amyloidsekretion sich während des Schlaf-Wach-Zyklus ändert. Während der Wachphasen sind die Aβ-Spiegel höher als während der Schlafphasen.[42] Es konnte weiterhin gezeigt werden, dass Alter und vorbestehende Amyloidpathologie diese Fluktuationen von Aβ verringern, und dass dies mit einer Störung des Schlaf-Wach-Rhythmus assoziiert ist.[43] Zusätzlich zum Aβ wird auch der Einfluss der Tau-Pathologie auf den Schlaf-Wach-Rhythmus diskutiert.[44] Chronischer Schlafmangel könnte das Risiko erhöhen, an Alzheimer-Demenz zu erkranken.[45]

Aufgrund von Sedierung, Sturzgefahr (Hüftfraktur) und einer Verschlechterung der Kognition sollten Schlafmittel nur angewendet werden, wenn Verhaltensänderungen nicht ausreichend wirksam sind und eine erhebliche Belastung der Betroffenen und der Pflege besteht.

Melatonin ist zur Behandlung von Schlafstörungen bei Demenz nicht wirksam, daher wird die Anwendung nicht empfohlen:[11] Mirtazapin zeigte bei Patienten mit Alzheimer-Demenz in einer doppelblinden, placebokontrollierten Studie ebenfalls keinen Nutzen für die Behandlung von Schlafstörungen.[47] Derzeit existiert keine ausreichende Datenlage, um evidenzbasierte Empfehlungen zur Pharmakotherapie von Schlafstörungen bei Demenzerkrankung zu geben. Der Einsatz von Melperon und Pipamperon in niedriger Dosierung kann aufgrund des günstigen Nebenwirkungsprofils erwogen werden.[48]

Tab. 4: Übersicht ausgewählter Wirkstoffe, die laut Fachinfo zu substanzbedingten Schlafstörungen beitragen können, modifiziert nach *46*.

	Insomnie	**Schlafstörung**	**Albträume**	**Somnolenz**
Antidementiva				
Donepezil	+++		+++ (dosisabhängig)	
Galantamin				+++
Rivastigmin	+++ (bei Parkinson-Demenz) ++ (bei Alzheimer-Demenz)		+++ (bei Alzheimer-Demenz)	
Memantin				+++
Antibiotika				
Clarithromycin	+++		?	
Ciprofloxacin		++		
Levofloxacin	+++		+	++
Moxifloxacin	++	++		++
Neuroleptika				
Aripiprazol	+++			+++
Haloperidol	++++			+++
Quetiapin			+++	++++ (initial)
Risperidon	++++	+++	++	++++
Stimulanzien				
Methylphenidat	++++	++		+++
SSRI				
Citalopram	++++ (dosisabhängig)		+++	++++

Häufigkeitsangaben der Nebenwirkungen: ++++ sehr häufig (≥ 1/10); +++ häufig (≥ 1/100, < 1/10); ++ gelegentlich (≥ 1/1000, < 1/100); + selten (≥ 1/10.000, < 1/1000); ? nicht bekannt.

Schlafstörungen können jedoch nicht nur krankheitsbedingt auftreten, sondern auch arzneimittelinduziert sein. So können beispielsweise die Cholinesterasehemmer Donepezil und Rivastigmin Schlafstörungen verursachen, während Galantamin eher eine Somnolenz bewirkt, vgl. Tabelle 4. Eine Zusammenstellung weiterer potenziell den Schlaf beeinträchtigender Arzneistoffe kann der weiterführenden Literatur entnommen werden.[46]

2.2.4 Apathie

Apathie ist das häufigste Verhaltenssymptom bei Demenzkranken. Das Symptom beeinträchtigt soziale Teilhabe und erschwert das Ansprechen psychosozialer Interventionen, für die Pflegenden kann die Situation zudem emotional belastend sein. Leider gibt es keine belastbare Evidenz für die Wirksamkeit von Pharmakotherapien bei Apathie im Rahmen einer Demenz. Hinweise auf die Wirksamkeit bei Apathie zeigten sich für Methylphenidat und für Cholinesterasehemmer. Eine Behandlungsempfehlung lässt sich hieraus jedoch nicht ableiten.[11]

3. Pharmakotherapie des Delirs

Das Delir ist eine häufige klinische Herausforderung und sein Einfluss auf den Gesundheitszustand älterer Patienten ist groß. Patienten mit Delir haben ein erhöhtes Risiko für einen längeren Krankenhausaufenthalt, eine kognitive Verschlechterung, sowie eine erhöhte Pflegebedürftigkeit und Mortalität. Obwohl das Delir potenziell reversibel ist, können Beeinträchtigungen persistieren – vor allem bei älteren gebrechlichen Patienten. So führen delirante Episoden bei Patienten mit Alzheimer-Erkrankung potenziell zu einem schnelleren Voranschreiten der Erkrankung.[49, 50] Die beste Strategie, die Folgen eines Delirs zu vermeiden, ist es folglich, das Delir per se zu vermeiden.

Neben wichtigen nicht-pharmakologischen Maßnahmen, wie z. B. der Unterstützung bei der Einhaltung des Tag-Wach-Rhythmus, bei der Orientierung, beim Tragen von Brillen und Hörgeräten und der schnellstmöglichen Mobilisierung der Patienten, ist auch der Blick auf die Arzneimitteltherapie in Zusammenarbeit mit dem Pharmazeuten sinnvoll. Ein Cochrane-Review kommt zu dem Schluss, dass computergestützte Medikationsmanagement-Systeme, die im Bedarfsfall eine pharmazeutische Intervention auslösen, möglicherweise geeignet sind, um die Inzidenz des Delirs bei Risikopatienten zu verringern.[51] In einer großen Studie in Altenheimen konnte durch solch ein computergestütztes System das Auftreten des Delirs deutlich reduziert werden, jedoch zeigte sich kein signifikanter Einfluss auf die Rate der Krankenhauseinweisungen oder Stürze und Mortalität.[52]

In einem systematischen Review kamen die Autoren zu der Schlussfolgerung, dass für Patienten mit einem Risiko für ein Delir eine Neuverschreibung von Benzodiazepinen zu vermeiden ist und bestehende Dauerverordnungen, sofern möglich, reduziert oder gestoppt werden sollten. Die Opioide Morphin, Codein, Fentanyl und Pethidin wurden mit dem arzneimittelinduzierten Delir in Verbindung gebracht.[31] Folglich sollten Opiate zurückhaltend verordnet werden, insbesondere Opiate mit serotonerger Komponente wie Phenylpiperidin-Opioide (Tramadol, Methadon, Pethidin, Fentanyl).[32] Hingegen zeigen Morphinanaloga (Morphin, Codein, Oxycodon, Buprenorphin, Hydromorphon) keine Serotoninwiederaufnahmehemmung aus dem synaptischen Spalt und werden folglich nicht mit dem Serotoninsyndrom in Verbindung gebracht.[31] Allerdings haben Opioide wie z. B. Tramadol auch anticholinerge Effekte und wirken über diesen Mechanismus zusätzlich delirogen.

Beim zurückhaltenden Einsatz der Opiate ist zu beachten, dass eine unzureichende Schmerzkontrolle bei starken Schmerzen selbst ein potenzieller Auslöser des Delirs ist. Insbesondere auf Intensivstation, aber auch bei starken Schmerzen z. B. im Rahmen einer Operation, ist eine adäquate Schmerzkontrolle mit Opiaten erforderlich.

Insbesondere auf Intensivstation sollten nachts schlaffördernde Maßnahmen durchgeführt werden. Intensivpatienten, die dies wünschen, sollten Zugriff auf Ohrstöpsel und ggf. auch Schlafbrillen haben, um eine bessere Schlafqualität zu erreichen.[53] Weiterhin sollten Apotheker prüfen, ob Arzneistoffe als potenzielle Ursache von Schlafstörungen in Frage kommen. Schlafstörungen und Schlaflosigkeit sind gelegentliche bis häufige Nebenwirkungen von Antibiotika wie den Fluorchinolonen und Clarithromycin. Im Weiteren sei auf Kap. 2.2.3.2 und weiterführende Literatur verwiesen.[46]

Antibiotika wurden bereits länger als potenziell delirogene Wirkstoffe diskutiert, jedoch ist dies schwer gegen das grundlegend erhöhte Risiko für ein Delir im Rahmen einer Infektion abzugrenzen. Eine hochrangig publizierte Studie hat ein deutlich erhöhtes Risiko für das Auftreten von psychotischen Symptomen unter der Gabe von Fluorchinolonen, Makroliden und Sulfonamiden wie Cotrimoxazol gezeigt.[54] Der Ausschuss der EMA für Risikobewertung im Bereich der Pharmakovigilanz (PRAC) hat im Jahr 2018 ein Risikobewertungsverfahren für Fluorchinolone durchgeführt. In der abschließenden Empfehlung wird dafür plädiert, dass Patienten bei der Verordnung von Fluorchinolonen darauf hingewiesen werden, die Therapie zu beenden, wenn u. a. Symptome wie Schlafstörungen, Halluzinationen, Depressionen oder Verwirrung auftreten.[55] Sofern möglich, sollten insbesondere bei älteren Patienten alternative Antibiotika eingesetzt werden.

Für eine *routinemäßige* medikamentöse Prävention des Delirs gibt es keine belastbaren Daten und auch für Patienten auf Intensivstation wird sie nicht empfohlen. Für Intensivpatienten mit einem hohen Risiko für ein Delir kann der Einsatz von niedrig dosiertem Haloperidol (3 × 0,5 mg) erwogen werden.[56] Aufgrund des günstigen Nebenwirkungsprofils und der Hinweise auf eine mögliche Wirksamkeit bei der Prävention des Delirs, kann der Einsatz von Melatonin bei Patienten mit hohem Risiko erwogen werden.[57]

Wenn ein Delir auftritt, das durch nicht-medikamentöse Maßnahmen nicht beherrschbar ist, sollte zeitnah eine symptomorientierte Therapie wie folgt durchgeführt werden.[56] Diese sollte in der Regel nicht länger als eine Woche dauern.

- Produktiv-psychotische Symptome: können mit niedrig dosiertem Haloperidol (2 × 1 mg), Risperidon (2 × 0,5 mg), Olanzapin oder Quetiapin behandelt werden
- Hypoaktive Symptomatik: kann mit niedrig dosiertem Haloperidol, Risperidon oder Olanzapin behandelt werden
- Agitation: bei fluktuierender Symptomatik Medikamente mit kurzer Halbwertszeit, die gut steuerbar sind (z. B. kurzwirksame Benzodiazepine oder auf

Intensivstation Propofol), Add on: kontinuierliche Gabe von Clonidin, alternativ kommt der Einsatz von Dexmedetomedin in Frage[72]

- Vegetative Symptomatik: kontinuierliche Gabe von Clonidin, ggf. Betablocker
- Psychomotorische Unruhe: Melperon oder Piperamperon, nur wenn perorale Gabe nicht möglich, Benzodiazepine i.v. erwägen[1]
- Bei gestörtem Schlaf-Wach-Rhythmus oder Schlafstörungen: Mirtazapin, alternativ ggf. Agomelatonin oder Melatonin[1]

Da Patienten mit einer Parkinson-Erkrankung empfindlich auf die Gabe von Neuroleptika reagieren, ist das Spektrum der einsetzbaren Neuroleptika im Delir auf Quetiapin und ggf. Clozapin beschränkt.

CAVE Clozapin: Kontrollen von Blutbild (Agranulozytose) und EKG (Myokarditis, Kardiomyopathie). Keine Dauertherapie aufgrund anticholinerger Eigenschaften.

Zur Prävention eines Delirs bei Patienten mit hohem Risiko kann die Gabe von Melatonin erwogen werden.

Bei der Anwendung von Haloperidol, insbesondere bei i.v.-Gabe, können bei Prädisposition Elektrolytstörungen (Hypokaliämie, Hypomagnesiämie) oder in Kombination mit weiteren QT-Zeit-verlängernden Arzneistoffen Herzrhythmusstörungen in Form von Torsades-de-Pointes-Tachykardien auftreten. Die Überprüfung einer möglichen Risikokonstellation und die Überwachung der QT-Zeit sind empfohlen. Weiterhin ist eine Bestimmung der Magnesiumspiegel empfohlen, um eine Hypomagnesiämie zu erkennen und ggf. zu therapieren. Zusätzlich wird ein engmaschiges neurologisches Monitoring zur Erkennung von Frühdyskinesien und Akathisien empfohlen.[56]

Behandlung inhaltlicher Denkstörungen bei Delir ohne Demenz [1]

- Haloperidol, initial 2 × 1 mg p.o., tgl. Monitoring des Delirs
- Wenn Besserung: nächster Tag Dosis halbieren,
  wenn weiter Besserung: **Absetzen.**
  CAVE: keine i.v. Applikation ohne Monitor, keine Bedarfsmedikation! Keine langfristige Therapie!
- Alternative: Risperidon 2 × 0,5 mg, tgl. Monitoring des Delirs
- Wenn Besserung: nächster Tag Dosis halbieren,
  wenn weiter Besserung: **Absetzen.**
  CAVE: keine Bedarfsmedikation! Keine langfristige Therapie!
- Weitere Alternativen: ggf. Olanzapin oder Quetiapin

Behandlung der psychomotorischen Unruhe [1]

- Melperon (besser steuerbar, HWZ 6 h) initial 25 mg–0–50 mg p.o.
- Pipamperon (HWZ 20 h) initial 20 mg–0–40 mg p.o.

NUR wenn orale Applikation nicht möglich:

- Benzodiazepine, z. B. Lorazepam i.v. in 2 mg Schritten, alternativ Diazepam i.v. in 5 mg Schritten
  CAVE!
- 30 % paradoxe Reaktionen
- Sturzgefahr verdoppelt
- Abhängigkeitspotenzial
- Verlängerung der Delirdauer, negativer Effekt auf die Kognition

Bei zusätzlicher psychomotorischer Unruhe kann additiv zu den niedrigdosierten hochpotenten Neuroleptika, die als Dopaminantagonisten antipsychotisch, aber kaum sedierend wirken, auch die zusätzliche Gabe der niedrigpotenten Antipsychotika Melperon oder Pipamperon erforderlich werden. Durch ihre antidopaminerge und antihistaminerge Wirkung haben die besagten Neuroleptika einen sedierenden Effekt. Die Butyrophenone Melperon und Pipamperon sind zudem kaum anticholinerg wirksam. Während Melperon als mittelstarker CYP2D6-Inhibitor aufgrund des Interaktionspotenzials, z. B. mit anderen Psychopharmaka, einen Interaktionscheck erforderlich macht, wird Pipamperon nicht über CYP450 verstoffwechselt. Allerdings zeigt Melperon im Gegensatz zum prokonvulsiv wirkenden Pipamperon keine Herabsetzung der Krampfschwelle.[58] Weiterhin ist die Therapie mit Melperon aufgrund der Halbwertszeit von ca. 4–8 h besser steuerbar als für Pipamperon mit einer Halbwertszeit von ca. 20 h.

Behandlung des gestörten circadianen Rhythmus/Schlafstörungen [1]

CAVE: Keine Benzodiazepine! Keine Z-Substanzen!

- Mirtazapin, initial 7,5–15 mg z. N.
- Alternativ Agomelatin (Valdoxan) 25–50 mg z. N. (Leberwertkontrolle)
- Alternativ Melatonin (Circadin) 2 mg ret. abends
  Wenn Schlafstörung v. a. durch psychomotorische Unruhe:
- z. B. Melperon 0–0–25 mg–50 mg

3.1 Pharmakotherapie des Delirs im Rahmen der Demenz

Da Patienten mit einer Demenzerkrankung bei der Gabe von Haloperidol in der Dosierung 2–3 mg bereits ein deutlich erhöhtes Risiko (20 %) für extrapyramidale Nebenwirkungen haben, wird bei Auftreten eines Delirs die Gabe von Risperidon empfohlen. Alternativ kann auch Aripiprazol, das auch bei Agitation und Wahnvorstellungen im Rahmen der Demenz eingesetzt wird, angewendet werden. Zusätzlich kann der Einsatz von Cholinesterasehemmern (z. B. Rivastigmin-Pflaster 4,6 mg/d) erwogen werden.[59, 60]

Behandlung inhaltlicher Denkstörungen bei Delir mit Demenz [1]

- Risperidon, initial 2 × 0,5 mg p.o., tgl. Monitoring des Delirs
- Wenn Besserung: nächster Tag Dosis halbieren,
  wenn weiter Besserung: **Absetzen.**
  CAVE: keine Bedarfsmedikation! Keine langfristige Therapie!
- Alternative: Aripiprazol 1 × 10 mg
- Zusätzl. erwägen: Cholinesterasehemmer, z. B. Rivastigmin Pflaster 4,6 g/d
- Anticholinerge Medikamente vermeiden/absetzen

4. Entwicklung von neuen Wirkstoffen – Gegenwart und Zukunft

Mit der weltweit steigenden Lebenserwartung steigt auch die Häufigkeit der Alzheimer-Erkrankung an. Vor diesem Hintergrund ist es dringend erforderlich, neue Therapeutika zu entwickeln. Die Entwicklung von Wirkstoffen gegen die Alzheimer-Erkrankung hat sich jedoch als außerordentlich schwierig erwiesen. Bei den aktuell zugelassenen Wirkstoffen handelt es sich lediglich um symptomatische Therapien. Die neuen Wirkstoffe zielen auf eine krankheitsmodifizierende Wirkung ab, die den pathobiologischen Krankheitsverlauf verzögern, siehe Abbildung 1.

Seit 2003 hat es trotz intensiver Forschung keine Neuzulassung von Wirkstoffen gegen die Alzheimer-Erkrankung gegeben. Tacrin kam 1996 auf den deutschen Markt, gefolgt von Donepezil (1997), Rivastigim (1998), Galantamin (2001) und Memantin (2002). Viele Rückschläge in der Wirkstoffentwicklung, sei es im Bereich der Small-Molecules oder der Immuntherapien, mussten hingenommen und die Entwicklung aufgrund fehlender Wirksamkeit oder intolerabler Toxizität eingestellt werden.

Eine Analyse aller klinischen Studien zur Alzheimer-Erkrankung, die zwischen 2002 und 2012 durchgeführt wurden, zielte darauf ab, den Stand der gegenwärtigen Entwicklung zu beschreiben und zu analysieren.[61] Insgesamt wurden in der untersuchten Dekade 413 klinische Studien zu Therapien der Alzheimer-Erkrankung mit

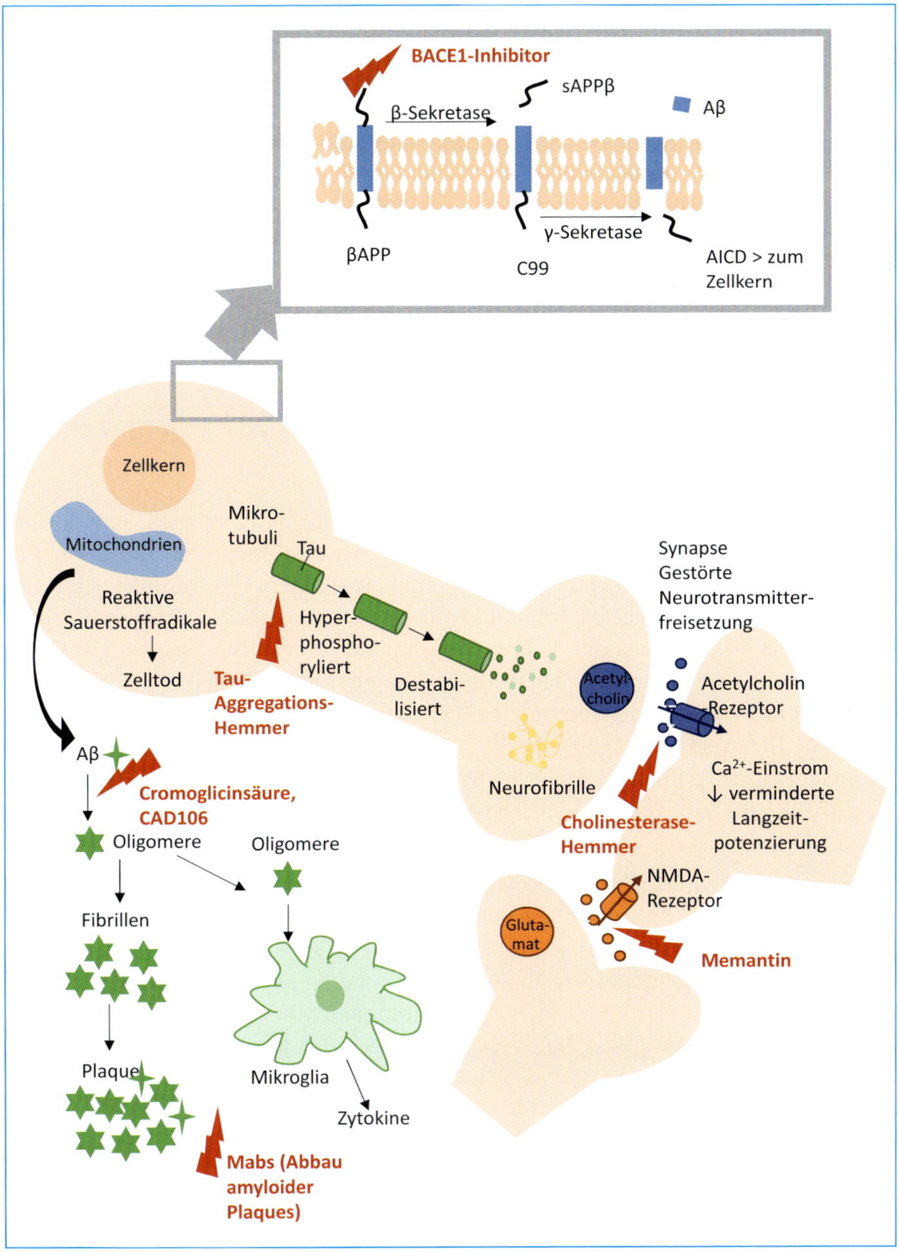

Abb. 1: Pathologie und medikamentöse Angriffspunkte bei Alzheimer-Demenz, modifiziert nach 12. (Aβ – Amyloid beta; AICD – amyloid precursor protein intracellular domain, APP – amyloid precursor protein; sAPP – soluble peptide APPβ; C99 – C-terminales Fragment von APP mit 99 Aminosäuren)

folgenden Ansätzen durchgeführt: symptomatische Verbesserung der Kognition (37 %), symptomatische Verbesserung des Verhaltens (5 %), krankheitsmodifizierende Small-Molecules (35 %), krankheitsmodifizierende Immuntherapie (18 %), Therapiegeräte (4 %) und Stammzelltherapien (1 %). Im Zeitraum zwischen 2002 und 2012 lag die Erfolgsrate für die Zulassung eines Wirkstoffes gegen die Alzheimer-Erkrankung insgesamt bei 0,4 % (99,6 % Versagerquote). In Phase III der klinischen Prüfung lag die Versagerquote bei 98 %.

Solange es keinen Durchbruch in der Entwicklung und den ersten Vertreter eines neuen Wirkprinzips gibt, sind keine höheren Erfolgsquoten zu erwarten. Im Vergleich dazu liegt die Erfolgsrate bei der Entwicklung von Onkologika bei 13 %[62], was diesen Forschungsbereich aus ökonomischer Sicht für forschende Pharmafirmen deutlich attraktiver macht.

4.1 Neue Wirkstoffe bei Demenz im Rahmen der Alzheimer-Erkrankung

Nach Datenbankrecherche (alzforum.org, clinicaltrials.gov) gibt es aktuell acht Wirkstoffe, die sich in aktiven Studien in Phase III der klinischen Prüfung befinden und zu denen Zwischenergebnisse publiziert wurden.[63, 64] Darunter sind vier Small-Molecules, drei passive Immuntherapeutika und ein aktives Immuntherapeutikum. Diese Wirkstoffe lassen sich im Wesentlichen drei Wirkprinzipien zuordnen. Sie zielen auf eine Hemmung der Bildung von amyloiden Plaques (Tabelle 5), auf die Förderung des Abbaus von amyloiden Plaques (Tabelle 6) oder auf eine Hemmung der Tau-Aggregation ab (Tabelle 7).

4.1.1 Anti-amyloide-Therapien: Hemmung der Bildung von amyloiden Plaques

Aktuelle anti-amyloide Therapien, die die Bildung von amyloiden Plaques hemmen, lassen sich in drei Gruppen einteilen. 1) BACE1-Inhibitoren hemmen den Syntheseweg von Aβ-Spezies, 2) Impfstoffe wie CAD106 eliminieren v. a. lösliche Aβ-Spezies und 3) Wirkstoffe, die mit Aβ-Monomeren interagieren, wie z. B. Cromoglicinsäure, verändern die freien Konzentrationen von Aβ-Spezies.[65] Dies führt dazu, dass weniger amyloide Plaques aufgebaut werden können.

Tab. 5: Wirkstoffe zur Hemmung der Bildung von amyloiden Plaques

Wirkstoff	Indikation	Wirkprinzip	Applikation
Elenbecestat (Eisai/Biogen)	Frühe Alzheimer-Erkrankung	BACE1-Inhibitor, hemmt Synthese von Aβ und damit die amyloide Plaquebildung (Small-Molecules)	p.o.
CNP520 (Novartis/Amgen)	Homozygote ApoE4-Träger zwischen 60 und 75 Jahren ohne kognitive Einschränkung	BACE1-Inhibitor, hemmt Synthese von Aβ und damit die amyloide Plaquebildung (Small-Molecules)	p.o.
Cromoglicinsäure + Ibuprofen (ALZ-OP1) (AZTherapies)	Frühe Alzheimer-Erkrankung	Bindung an Aβ-Monomere, Verhindern der Oligomerisierung und folglich der amyloiden Plaquebildung (Small-Molecules)	inh. + p.o.
CAD106 (Novartis/ Biosciences)	Homozygote ApoE4-Träger zwischen 60 und 75 Jahren ohne kognitive Einschränkung	Impfstoff (Kopplung des Epitops Aβ1–6 an virusähnliche Partikel) führt zur Immunantwort (Aβ-IgG), Hemmung der amyloiden Plaquebildung durch Elimination von Aβ (Immuntherapie, aktiv)	i.m.

4.1.1.1 Aktive Immmunisierung

Seit 15 Jahren werden Immuntherapien, die gegen Aβ-Peptide oder deren Fragmente gerichtet sind, hinsichtlich ihrer Eignung zur Behandlung der Alzheimer-Erkrankung untersucht. Der erste aktive Impfstoff, der in einer Phase-II-Studie untersucht wurde, war AN1792 und induzierte eine Antikörperantwort bei Patienten mit leichter bis moderater Alzheimer-Erkrankung. Allerdings trat bei 6 % der Patienten eine Meningoenzephalitis auf, die wahrscheinlich über eine Aβ-spezifische T-Zell-vermittelte Immunantwort (TH1-Typ CD4) hervorgerufen wurde, und zum Abbruch der Studie führte. Nachfolgende Studien vermieden diese T-Zellantwort, indem kurze Aβ-Fragmente als Epitope genutzt wurden.[66]

CAD106, ein aktiver Aβ-Impfstoff der zweiten Generation, koppelt zahlreiche Aβ(1–6)-Fragmente an ein virusähnliches Partikel, das aus 180 repetitiven Untereinheiten eines Hüllproteins des Bacteriophagen Qβ besteht, vergleiche Tabelle 5.[66] Es wurde gezeigt, dass CAD106 ein günstiges Sicherheitsprofil hat und im Tiermodell die Akkumulation von amyloiden Plaques verhindern kann.[65] Aktuell wird CAD106 zusammen mit dem BACE1-Inhibitor CNP520 in einer Phase-III-Studie (GENERATION) untersucht, s. Kapitel 4.1.1.2.

4.1.1.2 BACE1-Inhibitoren

BACE1 ist eine β-Sekretase, die das amyloide Vorläuferprotein (APP) spaltet und dessen Fragment C99 freisetzt, aus welchem im Anschluss durch γ-Sekretasen verschiedene Aβ-Spezies freigesetzt werden, s. Abbildung 1. Der BACE1-Hemmung liegt die Rationale zugrunde, die Kaskade der Amyloidbildung zu unterbrechen, und zwar auf einer frühen Stufe, unabhängig davon, welche Aβ-Aggregate für die Neurotoxizität verantwortlich sind. Folglich wurden BACE1-Inhibitoren auch als Option zur langfristigen Erhaltungstherapie im Anschluss an eine initiale Verminderung der bereits existierenden amyloiden Plaques, z. B. durch passive Immuntherapien, diskutiert.[63]

Bisher konnte jedoch kein BACE1-Inhibitor einen therapeutischen Nutzen zeigen. Merck stellte die Entwicklung seines BACE1-Inhibitors Verubecestat für das Prodromalstadium der Alzheimer-Erkrankung im Februar 2018 wegen fehlender Wirksamkeit ein. Im September 2018 wurden erste Ergebnisse der Phase-III-Studie zum BACE1-Inhibitor Nilvadipin mit zusätzlicher Wirkung auf die Tau-Hyperphosphorylierung veröffentlicht, die ebenfalls keine Verlangsamung des kognitiven Abbaus zeigten. Im Mai 2018 stellte Janssen die Entwicklung des BACE1-Inhibitors Atabecestat wegen ernstzunehmender Leberwerterhöhungen ein. Es bleibt abzuwarten, ob die Lebertoxizität ein Gruppeneffekt der BACE1-Inhibitoren ist.

Am Wirkstoff Verubecestat lassen sich die Schlussfolgerungen, die aus den bisher gescheiterten klinischen Studien gezogen wurden, gut darstellen. Die erste Phase II/III Studie (EPOCH) der Fa. Merck startete im Jahr 2012 bei Patienten mit leichter bis moderater Alzheimer-Erkrankung – und konnte keinen Nutzen belegen. Es wurde geschlussfolgert, dass BACE1-Hemmer früher eingesetzt werden müssen. Die nachfolgende Phase-III-Studie (APECS) der Fa. Merck begann im Jahr 2013 an Patienten mit Alzheimer-Erkrankung mit milden kognitiven Beeinträchtigungen und wurde wegen fehlendem Nutzen gestoppt. Wiederum wurde argumentiert, dass sich die Amyloid-assoziierte Pathologie der Alzheimer-Erkrankung aufhalten ließe, wenn man die BACE1-Inhibition bereits zu einem Zeitpunkt beginnt, zu dem die Plaque-Beladung des Gehirns noch gering ist.[63] Deutlich kritischer kommentiert wurden die Studienergebnisse von Jeff Cummings, der die APECS-Studie als einen Meilenstein ansieht, mit dem Merck überzeugend belegt hat, dass dieser Wirkstoff bei Patienten mit einer leichten bis moderaten Alzheimer-Erkrankung wirkungslos ist.[63]

Vor diesem Hintergrund sind die Ergebnisse der aktuellen Phase-III-Studie (GENERATION) zum BACE1-Inhibitor CNP520 und zum aktiven Impfstoff CAD106 äußerst interessant. Erstmals wird ein BACE1-Inhibitor zur Sekundärpävention an 1.340 kognitiv gesunden, homozygoten ApoE4-Trägern zwischen 60 und 75 Jahren getestet, siehe Tabelle 5. ApoE4-Träger weisen den bedeutendsten bislang bekannten genetischen Risikofaktor für die spätmanifeste Form der Demenz im Rahmen der Alzheimer-Erkrankung auf. Die Studienteilnehmer werden randomisiert in zwei Gruppen aufgeteilt, von denen eine Gruppe täglich perorales CNP520 vs. Placebo und die andere Gruppe zunächst in Woche 1, 7, 13, 24 und danach vierteljährlich CAD106 vs. Placebo intramuskulär appliziert bekommt. Diese Studie wird voraussichtlich bis zum Jahr 2023 untersuchen, ob die Wirkstoffe den Zeitraum bis zum Eintritt von kognitiven Beeinträchtigungen oder einer Demenz im Rahmen der Alzheimer-Erkrankung verzögern können.[67] Ein weiterer BACE1-Inhibitor, Elenbecestat, wird aktuell noch in zwei Phase-III-Studien (MissionAD1, MissionAD2) an Patienten mit früher Alzheimer-Erkrankung getestet.

4.1.1.3 Wirkstoffe mit direkter Wirkung auf Aβ-Monomere

Der Wirkstoff Cromoglicinsäure, der aufgrund seiner Mastzell-stabilisierenden Eigenschaften seit Langem als Antiallergikum eingesetzt wird, hat weitere Eigenschaften, die ihn für einen Einsatz gegen die Alzheimer-Erkrankung interessant erscheinen lassen. Cromoglicinsäure bindet an lösliche Aβ-Spezies und verhindert deren Polymerisierung zu Oligomeren oder höhergeordneten Aggregaten. Weiterhin überwindet Cromoglicinsäure die Blut-Hirn-Schranke und erreicht auch nach inhalativer Applikation ausreichend hohe Konzentrationen im Gehirn.[68] Im Mausmodell induzierte Cromoglicinsäure mit oder ohne zusätzliche Gabe von Ibuprofen die Phagozytose von amyloiden Plaques.[69] Aktuell wird Cromoglicinsäure allein oder in Kombination mit Ibuprofen in einer Phase-III-Studie (COGNITE) untersucht, die bis 2019 abgeschlossen sein soll, vergleiche Tabelle 5. An dieser Stelle ist anzumerken, dass NSAIDS wie Ibuprofen bereits intensiv auf ihre Wirkung gegen die Alzheimer-Erkrankung untersucht wurden. Da sie bei der Alzheimer-Erkrankung keinen Nutzen, sondern zusätzlich zum erhöhten kardiovaskulären Risiko Nebenwirkungen wie Übelkeit und Erbrechen zeigten, kann ihr Einsatz zur Behandlung der Alzheimer-Erkrankung nicht empfohlen werden.[63]

4.1.2 Anti-amyloide-Therapien: Förderung des Abbaus von amyloiden Plaques

Nachdem 2002 eine Phase-II-Studie mit dem aktiven Impfstoff AN1792 wegen schwerwiegender Nebenwirkungen (6 % Meningoenzephalitis) gestoppt wurde, intensivierte man die Bemühungen, passive Immunisierungen mit monoklonalen Antikörpern (MAbs) zu entwickeln. Das therapeutische Ziel der Entwicklung von MAbs ist es, amyloide Plaques abzubauen. Von Bedeutung ist dabei, ob MAbs die Blut-Hirn-Schranke (BHS) überwinden können. BHS-gängige MAbs können amyloide Plaques im Gehirn durch mikrogliale Aktivierung und darauffolgende

Phagozytose abbauen, während nicht-BHS-gängige MAbs nach dem Prinzip der peripheren Sink-Theorie wirken. Die periphere Sink-Theorie besagt, dass durch das „Wegfangen" von löslichen Aβ-Spezies in der Peripherie auch die Aggregation von amyloiden Plaques im Gehirn verringert wird. Die Verringerung der Konzentration von löslichen Aβ-Spezies in der Peripherie führt dazu, dass sich das Gleichgewicht zwischen Peripherie und Gehirn neu einstellt, sodass auch die Konzentration von löslichen Aβ-Spezies im Gehirn sinkt.

Die ersten MAbs gegen die Alzheimer-Erkrankung, die die Phase III der klinischen Prüfung erreichten, waren Bapineuzumab (BHS-gängig) und Solanezumab (nicht-BHS-gängig). Während die geringe Dosierung (bedingt durch das Nebenwirkungsprofil) und der späte Therapiebeginn bei Bapineuzumab für das Versagen der Therapie verantwortlich gemacht wurden, stellt der fehlende klinische Nutzen von Solanezumab die Übertragbarkeit der peripheren Sink-Theorie vom Tiermodell auf den Menschen in Frage.

Im weiteren Verlauf der Wirkstoffentwicklung wurde auf MAbs fokussiert, die BHS-gängig sind und die Zielstrukturen im Gehirn erreichen. Die neuen Antikörper binden an verschiedene Aβ-Aggregate wie Aβ-Oligomere (Vorläufer von Aβ-Fibrillen), Aβ-Fibrillen und/oder amyloide Plaques.

Tab. 6: Wirkstoffe zur Förderung des Abbaus von amyloiden Plaques

Wirkstoff	**Indikation**	**Wirkprinzip**	**Applikation**
Aducanumab (Biogen/Eisai/ Neurimmune)	Frühe Alzheimer-Erkrankung	Antikörper, Affinität bevorzugt zu parenchymalen Aβ-Fibrillen, Ziel: Abbau von amyloiden Plaques im Gehirn (Immuntherapie, passiv)	i.v.
Gantenerumab (Roche/Morphosys)	Prodromale und leichte Alzheimer-Erkrankung	Antikörper, Affinität zu vaskulärem und parenchymalen Aβ-Fibrillen, Ziel: Abbau von amyloiden Plaques im Gehirn (Immuntherapie, passiv)	s.c.
Crenezumab (Roche/Genentech/AC Immune)	Prodromale und leichte Alzheimer-Erkrankung	Antikörper, Affinität bevorzugt zu Oligomeren, Aβ-Fibrillen und amyloiden Plaques, Ziel: Abbau von amyloiden Plaques im Gehirn (Immuntherapie, passiv)	i.v.

Während die Phase-III-Studien mit Aducanumab (ENGAGE und EMERGE) gestartet sind, aber aktuell keine Patienten rekrutiert werden, sind in den Phase-III-Studien mit Gantenerumab (GRADUATE-1 und GRADUATE-2) und Crenezumab

(CREAD1 und CREAD2) bereits die ersten Patienten eingeschlossen. Ein Unterschied zwischen den Studien mit Aducanumab und Gantenerumab/Crenezumab liegt im Patientenkollektiv. Während Aducanumab auf Patienten mit einer frühen Demenz im Rahmen der Alzheimer-Erkrankung zielt, rekrutieren die Studien zu Gantenerumab und Crenezumab auch Patienten mit einer Alzheimer-Erkrankung im Prodromalstadium. Auch hier zeigt sich der Trend, Risikopatienten möglichst früh zu behandeln.

4.1.3 Tau-aggregationshemmende Therapie

TRx 0237 ist ein Tau-Aggregationshemmer der zweiten Generation und wird aus Methylenblau hergestellt. Methylenblau ist schon lange auf dem Markt und wird zur Behandlung von Malaria in Afrika, Methämoglobinämie und anderen Erkrankungen eingesetzt.

Der therapeutische Ansatz der Anwendung von TRx 0237 zur Therapie der Alzheimer-Erkrankung beruht auf der Verhinderung der Aggregation von Tau bzw. dem Auflösen von bereits existierenden Tau-Aggregaten. Die Abwärtsspirale der pathologischen Konsequenzen von Tauopathien soll damit verhindert werden.

Bisher wurden drei Phase-III-Studien in den Indikationen Demenz jeder Genese, leichter bis moderater Alzheimer-Erkrankung und frontotemporaler Demenz durchgeführt. Leider konnte in keiner der Studien ein therapeutischer Effekt gezeigt werden. Aktuell wird die Phase-III-Studie LUCIDITY an Patienten in einem früheren Stadium der Alzheimer-Erkrankung durchgeführt. Es bleibt abzuwarten, ob die Strategie, das Fortschreiten der Alzheimer-Erkrankung durch einen früheren Therapiebeginn zu verlangsamen, zielführend ist.[63]

Tab. 7: Tau-aggregationshemmende Wirkstoffe

Wirkstoff	Indikation	Wirkprinzip	Applikation
TRx 0237 (Methylenblau) (TauRx)	Frühe Alzheimer-Erkrankung	Aggregationsinhibitor für Tau-Protein (Small-Molecules)	p.o.

4.2 Neue Neuroleptika bei Demenzerkrankungen

Eine Demenz im Rahmen der Alzheimer-Erkrankung ist, wie bereits beschrieben, nicht nur durch auffällige Gedächtnisstörungen, Orientierungsstörungen und Beeinträchtigungen bei Alltagsaktivitäten gekennzeichnet, sondern auch durch Persönlichkeitsveränderungen. Dies betrifft Verhaltensveränderungen, wie z. B. verstärktes Misstrauen, Ängste, wirklichkeitsferne Überzeugungen und Aggressionen sowie einen verminderten Antrieb. Diese Phase ist häufig vom gesellschaftlichen Rückzug der Betroffenen begleitet und sie ist individuell unterschiedlich ausgeprägt.

Zur Behandlung von Unruhe, Aggressivität, psychotischen Symptomen und Schlafstörungen bei Menschen mit Demenz infolge der Alzheimer-Erkrankung sind Neuroleptika wirksam. Der einzige in dieser Indikation zugelassene Wirkstoff ist Risperidon, als Alternative kommt z. B. Aripiprazol infrage. Da ältere Patienten mit einer Demenzerkrankung unter der Therapie mit Neuroleptika eine erhöhte Mortalitätsrate und ein erhöhtes Schlaganfallrisiko aufweisen, sind diese Wirkstoffe möglichst kurzfristig, in möglichst niedriger Dosierung und unter engmaschiger Therapiekontrolle einzusetzen.

Die in Tabelle 8 aufgeführten Therapeutika befinden sich aktuell in Phase III der klinischen Prüfung und haben kürzlich Ergebnisse publiziert.[70] Sie könnten in absehbarer Zeit die Möglichkeiten der Symptomkontrolle bei Verhaltensauffälligkeiten erweitern.

Tab. 8: Neue Neuroleptika bei Demenzerkrankungen

Wirkstoff	Indikation	Wirkprinzip	Applikation
Brexpiprazol (Otsuka Pharmaceutical/Lundbeck)	Agitation bei Demenz im Rahmen der Alzheimer-Erkrankung	Neuroleptikum mit partialagonistischer Aktivität am Serotonin-5-HT1A und am Dopamin-D2-Rezeptor sowie antagonistische Wirkung am Serotonin-5-HT2A-Rezeptor	p.o.
AVP-786 (deuteriertes Dextrometor-phan + Chinidin) (Concert Pharmaceuticals/ Otsuka Pharmaceutical)	Agitation bei Demenz im Rahmen der Alzheimer-Erkrankung	NMDA-Rezeptor-Antagonist, Sigma-1-Rezeptor-Agonist	p.o.
Lumateperon (Intra-Cellular Therapies)	Agitation bei Demenz, auch im Rahmen der Alzheimer-Erkrankung	Neuroleptikum mit antagonistischer Wirkung am Serotonin-5-HT2A-Rezeptor	p.o.
Pimavanserin (Acadia Pharmaceutical)	Demenz-assoziierte Psychose	selektiver inverser Agonist am 5-HT2A-Rezeptor	p.o.

Brexpiprazol ist ein Nachfolger von Aripiprazol und in den USA bereits seit 2015 auf dem Markt. Im Juni 2018 hat Brexpiprazol die Zulassungsempfehlung für die Behandlung der Schizophrenie in der EU erhalten. Zwei Phase-III-Studien zur Anwendung von Brexpiprazol in Dosierungen zwischen 0,5 und 2 mg/d bei Agitation bei Demenz im Rahmen der Alzheimer-Erkrankung wurden im Jahr 2018 beendet, die Ergebnisse stehen noch aus.

AVP-786 enthält deuteriertes Dextromethorphan, einen Wirkstoff, der als Hustenstiller zugelassen ist, und Chinidin, das früher in Kombination mit Verapamil bei Vorhofflimmern angewendet wurde. Dextromethorphan ist ein schwacher NMDA-Rezeptorantagonist und ein Agonist am Sigma-1-Rezeptor. Die Bioverfügbarkeit von Dextromethorphan wird durch den CYP2D6- und PGP-Inhibitor Chinidin erhöht. Die Deuterierung scheint die Plasmahalbwertszeit von Dextromethorphan zu verlängern und die Überwindung der Blut-Hirn-Schranke zu erleichtern. Die FDA erteilte AVP-786 im November 2015 auf Grundlage der guten Ergebnisse der nichtdeuterierten Vorgängersubstanz AVP-923 den Fast-Track-Status zur Behandlung der Agitation bei Demenz im Rahmen der Alzheimer-Erkrankung. Die Phase-III-Studien zu dieser Indikation rekrutieren aktuell noch Patienten und werden voraussichtlich im Jahr 2019 abgeschlossen sein.

Das Neuroleptikum Lumateperon erhielt im November 2017 von der FDA ebenfalls den Fast-Track-Status, allerdings für die Indikation Schizophrenie. Die aktuelle Phase-III-Studie zur Anwendung von Lumateperon bei Patienten mit Agitation bei Demenz, auch in Rahmen der Alzheimer-Erkrankung, rekrutiert aktuell noch Patienten, und die Ergebnisse stehen noch aus.

Pimavanserin ist der erste Wirkstoff, der seit 2015 von der FDA zur Behandlung von Halluzinationen im Rahmen der Parkinson-Erkrankung zugelassen ist. In Europa steht er nicht zur Verfügung. Aufgrund von Todesfällen unterliegt er derzeit einer Reevaluierung durch die FDA. Bisher wurde angenommen, dass Pimavanserin weniger Nebenwirkungen aufweist als die bisher bei Psychosen im Rahmen der Parkinson-Erkrankung eingesetzten Wirkstoffe Clozapin und Quetiapin. Die aktuelle Phase-III-Studie zur Wirksamkeit von Pimavanserin zu Demenz-assoziierten Psychosen wird voraussichtlich noch bis zum Jahr 2020 laufen.

4.3 Ausblick zur Wirkstoffentwicklung

Die Frage, warum alle bisherigen Entwicklungen antiamyloider Therapien zur Behandlung der Alzheimer-Erkrankung scheiterten, konnte noch nicht zufriedenstellend beantwortet werden. Viele Tierversuche an Amyloidmodellen haben einen Nutzen dieser Therapien hinsichtlich der biologischen Parameter und des Verhaltens gezeigt. Am Menschen konnten Aβ-Level zwar durchaus reduziert werden, aber es wurde keine kognitive Verbesserung erzielt.[61] Es wird häufig vorgeschlagen, dass die antiamyloiden Therapien bereits angewendet werden sollten, bevor neurodegenerative Veränderungen einsetzen, um ihre Wirksamkeit testen zu können. Die geeignete Auswahl von Patienten ist in diesem Zusammenhang eine große Herausforderung.

Eine weitere Herausforderung ist, dass spät einsetzende Demenzerkrankungen meist mit einer Alzheimer-Erkrankung assoziiert sind, aber dass die Beziehung zwischen der Demenzerkrankung und dem neuropathologischen Erscheinungsbild hochkomplex ist. Bei weitem nicht jeder Patient, der amyloide Plaques in sich trägt, erkrankt an einer Alzheimer-Demenz. Vor diesem Hintergrund ist die neuropathologische Definition der Alzheimer-Demenz als das Vorliegen von amyloiden Plaques und Neurofibrillen mit einer charakteristischen Dichte und Verteilung, unabhängig vom klinischen Erscheinungsbild, kritisch zu hinterfragen. Was werden zukünftige Kriterien sein, nach denen Patienten mit den neuen Wirkstoffen behandelt werden sollten? Kann man mit den aktuellen Ansätzen einer Alzheimer-Erkrankung überhaupt sinnvoll medikamentös vorbeugen? Zunehmende Hinweise sprechen dafür, dass spät einsetzende Demenzen im Rahmen der Alzheimer-Erkrankung einen multifaktoriellen Ursprung haben und viele Faktoren das Fortschreiten der Erkrankung beeinflussen.

Im Moment limitieren die Grenzen des Wissens über die Neurobiologie der Alzheimer-Erkrankung und ihre zeitliche Relation mit kognitiven und psychischen Einschränkungen die Entwicklung fortschrittlicher therapeutischer Ansätze. Die biologische Komplexität erfordert ein radikales Überdenken der Arbeitshypothesen nicht nur zur Entstehung, sondern auch zum Fortschreiten der Erkrankung. Neben dem Verständnis der Interaktion der assoziierten Faktoren und der temporären Einflüsse, ist eine Unterscheidung in kritische und untergeordnete Faktoren erforderlich.

Weiterhin ist die Entwicklung von Algorithmen notwendig, um eine Alzheimer-Pathologie in der Allgemeinbevölkerung mit einer hohen Aussagekraft und prognostischen Sicherheit über den weiteren Verlauf der Erkrankung erkennen zu können.[71]

Da die aktuellen Wirkstoffe zur Behandlung der Demenz menschliches Leid mildern, jedoch das Fortschreiten der Erkrankungen in der Regel nicht aufhalten können, kommt der symptomatischen Therapie von Verhaltensauffälligkeiten eine besondere Bedeutung zu. Aktuell stehen je nach Grunderkrankung, insbesondere bei den Neuroleptika, nur wenige Wirkstoffe zur Verfügung. Eine Erweiterung der therapeutischen Möglichkeiten scheint realistisch und wäre eine große Erleichterung für Betroffene und ihre Angehörigen. Aktuell sind verschiedene Therapeutika in Phase III der klinischen Entwicklung und die kommenden Jahre werden zeigen, wie wertvoll diese Substanzen für die Therapie sind.

5. Unterstützung des Demenzkranken durch Apotheker

Unsere alternde Gesellschaft bringt viele Herausforderungen mit sich. Auch aus pharmazeutischer Perspektive ist die Arzneimitteltherapie von multimorbiden Patienten im Alter durch Polymedikation, potenziell inadäquate Verordnungen, physiologische Veränderungen wie die Abnahme der Nieren- und Leberfunktion und folglich einer höheren Anfälligkeit für Arzneimittelnebenwirkungen, fehleranfällig.

Mit zunehmendem Alter steigt die Prävalenz von Demenzerkrankungen. Projekte wie die „demenzfreundliche Apotheke“, die laut Homepage aktuell (Stand 12/2018) von 35 Apotheken des Großraums Augsburg und der Alzheimer Gesellschaft Augsburg e.V. getragen werden bieten niedrigschwellige Vermittlungsangebote in ein Netzwerk der Hilfe für Betroffene und Angehörige. Es ist ein wichtiges politisches Signal, dass die Apotheke vor Ort im kommunalen Umfeld ein wichtiger Partner in der Betreuung älterer Patienten ist.

Ein bis heute nicht ausreichend beachteter Zusammenhang zwischen Arzneimitteltherapie und Demenzerkrankungen ist, dass Polymedikation im Alter und die Verordnung von Wirkstoffen wie Benzodiazepinen oder stark anticholinergen Arzneistoffen das Risiko für die Entwicklung kognitiver Beeinträchtigungen bzw. Demenzerkrankungen potenziell erhöhen. Für das Delir ist dieser Zusammenhang besser untersucht und es werden aktuell geeignete Softwaresysteme zur Risikoerkennung und -vermeidung implementiert. Die Medikationsanalyse durch den geschulten Apotheker und die interdisziplinäre Zusammenarbeit mit dem behandelnden Arzt kann vor diesem Hintergrund helfen, aktuelle Medikationsprobleme zu lösen und die Prognose des älteren Patienten langfristig zu verbessern.

Literatur

[1] Duning T. Demenzerkrankungen und Delir: Was gibt es Neues? Available: https://www.klinikum.uni-muenster.de/fileadmin/.../daten/.../neurologie/...Neurologie/Duning.pdf

[2] Lavan AH, Gallagher PF, O'Mahony D. Methods to reduce prescribing errors in elderly patients with multimorbidity. Clinical Interventions in Aging. 2016; 11: 857–866.

[3] Holt S, Schmiedl S, Thürmann PA. Potenziell inadäquate Medikation für ältere Menschen. Deutsches Ärzteblatt. 2010; 107(31–32): 543–551.

[4] Pazan FW, Weiß C, Wehling M. Die FORTA – Liste „Fit for The Aged“ Available: https://www.umm.uni-heidelberg.de/.../forta/FORTA_Liste_2015_deutsche_Version.p... Accessed 2.12.2018.

[5] American Geriatrics Society 2015 Updated Beers Criteria for Potentially Inappropriate Medication Use in Older Adults. Journal of the American Geriatrics Society. 2015; 63(11): 2227–2246.

[6] Renom-Guiteras A, Meyer G, Thurmann PA. The EU(7)-PIM list: a list of potentially inappropriate medications for older people consented by experts from seven European countries. European Journal of Clinical Pharmacology. 2015; 71(7): 861–875.

[7] O'Mahony D, O'Sullivan D, Byrne S, et al. STOPP/START criteria for potentially inappropriate prescribing in older people: version 2. Age Ageing. 2015; 44(2): 213–218.

[8] Rawle MJ, Cooper R, Kuh D, et al. Associations Between Polypharmacy and Cognitive and Physical Capability: A British Birth Cohort Study. Journal of the American Geriatrics Society. 2018; 66(5): 916–923.

[9] Larson EB, Kukull WA, Buchner D, et al. ADverse drug reactions associated with global cognitive impairment in elderly persons. Annals of Internal Medicine. 1987; 107(2): 169–173.

[10] Winblad B, Wimo A, Engedal K, et al. 3-year study of donepezil therapy in Alzheimer's disease: effects of early and continuous therapy. Dementia and geriatric cognitive disorders. 2006; 21(5–6): 353–363.

[11] AWMF. S3-Leitlinie „Demenzen“ AWMF-Register-Nr.: 038–013 Available: https://www.awmf.org/leitlinien/detail/ll/038–013.html.

[12] Bach J-PS, Jörg B. Alzheimer-Krankheit – Neue Ansätze in der medikamentösen Therapie Arzneimitteltherapie. 2017; 35: 3–11.

[13] Oka M, Nakaaki S, Negi A, et al. Predicting the neural effect of switching from donepezil to galantamine based on single-photon emission computed tomography findings in patients with Alzheimer's disease. Psychogeriatrics. 2016; 16(2): 121–134.

[14] Cummings J, Froelich L, Black SE, et al. Randomized, double-blind, parallel-group, 48-week study for efficacy and safety of a higher-dose rivastigmine patch (15 vs. 10 cm(2)) in Alzheimer's disease. Dementia and geriatric cognitive disorders. 2012; 33(5): 341–353.

[15] Triantafylidis LK, Clemons JS, Peron EP, et al. Brain Over Bladder: A systematic review of dual cholinesterase inhibitor and urinary anticholinergic use. Drugs & Aging. 2018; 35(1): 27–41.

[16] Hogan DB. Long-term efficacy and toxicity of cholinesterase inhibitors in the treatment of Alzheimer disease. Canadian Journal of Psychiatry. 2014; 59(12): 618–623.

[17] Woosley RL HC, Gallo T, Tate J, Woosley D and Romero KA. QTdrugs List.

[18] Kellermann AJ, Kloft C. Is there a risk of bleeding associated with standardized Ginkgo biloba extract therapy? A systematic review and meta-analysis. Pharmacotherapy. 2011; 31(5): 490–502.

[19] Stoddard GJ, Archer M, Shane-McWhorter L, et al. Ginkgo and Warfarin Interaction in a Large Veterans Administration Population. AMIA Annual Symposium proceedings AMIA Symposium. 2015; 2015: 1174–1183.

[20] (Hrsg.) AddÄ. Blutungen unter der Gabe von Ginkgo-biloba-Extrakten – Cave Kombination mit Gerinnungshemmern! (Mitteilungen aus der UAW-Datenbank). Deutsches Ärzteblatt. 2002; 99: A-2214/B-1886/C-1770.

[21] AWMF. S3-Leitlinie „Schlaganfall: Sekundärprophylaxe ischämischer Schlaganfall und transitorische ischämische Attacke“ AWMF-Register-Nr.: 030/133. 31.01.2015

[22] Kavirajan H, Schneider LS. Efficacy and adverse effects of cholinesterase inhibitors and memantine in vascular dementia: a meta-analysis of randomised controlled trials. The Lancet Neurology. 2007; 6(9): 782–792.

[23] Bohnen NI, Muller M, Frey KA. Molecular imaging and updated diagnostic criteria in Lewy body dementias. Current Neurology and Neuroscience Reports. 2017; 17(10): 73.

[24] Bohnen NI, Kanel P, Muller M. Molecular imaging of the cholinergic system in Parkinson's disease. International Review of Neurobiology. 2018; 141: 211–250.

[25] Perez-Lloret S, Peralta MC, Barrantes FJ. Pharmacotherapies for Parkinson's disease symptoms related to cholinergic degeneration. Expert Opinion on Pharmacotherapy. 2016; 17(18): 2405–2415.

[26] Mocellin R, Scholes A, Walterfang M, et al. Clinical update on frontotemporal dementia: diagnosis and treatment. Australasian psychiatry: bulletin of Royal Australian and New Zealand College of Psychiatrists. 2015; 23(5): 481–487.

[27] Vercelletto M, Boutoleau-Bretonniere C, Volteau C, et al. Memantine in behavioral variant frontotemporal dementia: negative results. Journal of Alzheimer's disease : JAD. 2011; 23(4): 749–759.

[28] Chow TW. Treatment approaches to symptoms associated with frontotemporal degeneration. Current Psychiatry Reports. 2005; 7(5): 376–380.

[29] Carriere I, Fourrier-Reglat A, Dartigues JF, et al. Drugs with anticholinergic properties, cognitive decline, and dementia in an elderly general population: the 3-city study. Archives of Internal Medicine. 2009; 169(14): 1317–1324.

[30] Chew ML, Mulsant BH, Pollock BG, et al. Anticholinergic activity of 107 medications commonly used by older adults. Journal of the American Geriatrics Society. 2008; 56(7): 1333–1341.

[31] Strobach D. Klinisch relevante Interaktionen zwischen Analgetika und Psychopharmaka. Arzneimitteltherapie. 2012: 83–92.

[32] Clegg A, Young JB. Which medications to avoid in people at risk of delirium: a systematic review. Age and Ageing. 2011; 40(1): 23–29.

[33] Zahirovic I, Torisson G, Wattmo C, et al. Psychotropic and anti-dementia treatment in elderly persons with clinical signs of dementia with Lewy bodies: a cross-sectional study in 40 nursing homes in Sweden. BMC Geriatrics. 2018; 18(1): 50.

[34] Tapiainen V, Taipale H, Tanskanen A, et al. The risk of Alzheimer's disease associated with benzodiazepines and related drugs: a nested case-control study. Acta Psychiatrica Scandinavica. 2018; 138(2): 91–100.

[35] Aalten P, Verhey FR, Boziki M, et al. Consistency of neuropsychiatric syndromes across dementias: results from the European Alzheimer Disease Consortium. Part II. Dementia and Geriatric Cognitive Disorders. 2008; 25(1): 1–8.

[36] Torrisi M, Cacciola A, Marra A, et al. Inappropriate behaviors and hypersexuality in individuals with dementia: An overview of a neglected issue. Geriatrics & Gerontology International. 2017; 17(6): 865–874.

[37] Lebert F, Stekke W, Hasenbroekx C, et al. Frontotemporal dementia: a randomised, controlled trial with trazodone. Dementia and Geriatric Cognitive Disorders. 2004; 17(4): 355–359.

[38] Teri L, Logsdon RG, Peskind E, et al. Treatment of agitation in AD: a randomized, placebo-controlled clinical trial. Neurology. 2000; 55(9): 1271–1278.

[39] Marshall LE, Briken P. Assessment, diagnosis, and management of hypersexual disorders. Current Opinion in Psychiatry. 2010; 23(6): 570–573.

[40] De Giorgi R, Series H. Treatment of Inappropriate Sexual Behavior in Dementia. Current Treatment Options in Neurology. 2016; 18(9): 41.

[41] Sprecher KE, Koscik RL, Carlsson CM, et al. Poor sleep is associated with CSF biomarkers of amyloid pathology in cognitively normal adults. Neurology. 2017; 89(5): 445–453.

[42] Kang JE, Lim MM, Bateman RJ, et al. Amyloid-beta dynamics are regulated by orexin and the sleep-wake cycle. Science (New York, NY). 2009; 326(5955): 1005–1007.

[43] Lucey BP, Mawuenyega KG, Patterson BW, et al. Associations between beta-amyloid kinetics and the beta-amyloid diurnal pattern in the central nervous system. JAMA Neurology. 2017; 74(2): 207–215.

[44] Holth JK, Patel TK, Holtzman DM. Sleep in Alzheimer's disease–beyond amyloid. Neurobiology of Sleep and Circadian Rhythms. 2017; 2: 4–14.

[45] Shokri-Kojori E, Wang G-J, Wiers CE, et al. β-Amyloid accumulation in the human brain after one night of sleep deprivation. Proceedings of the National Academy of Science USA 2018; 115(17): 4483–4488.

[46] Stahl V. Vom Knirschen und Kreischen – Wenn Arzneistoffe den Schlaf stören. Deutsche Apotheker Zeitung. 2018(46): 43–46.

[47] Scoralick FM, Louzada LL, Quintas JL, et al. Mirtazapine does not improve sleep disorders in Alzheimer's disease: results from a double-blind, placebo-controlled pilot study. Psychogeriatrics 2017; 17(2): 89–96.

[48] AWMF. S3-Leitlinie „Nicht erholsamer Schlaf/Schlafstörungen – Insomnie bei Erwachsenen“ AWMF-Register-Nr.: 063 – 003. 31.12.2017.

[49] Fong TG, Jones RN, Shi P, et al. Delirium accelerates cognitive decline in Alzheimer disease. Neurology. 2009; 72(18): 1570–1575.

[50] Gross AL, Jones RN, Habtemariam DA, et al. Delirium and long-term cognitive trajectory among persons with dementia. Archives of Internal Medicine. 2012; 172(17): 1324–1331.

[51] Clegg A, Siddiqi N, Heaven A, et al. Interventions for preventing delirium in older people in institutional long-term care. The Cochrane Database of Systematic Reviews. 2014(1): Cd009537.

[52] Lapane KL, Hughes CM, Daiello LA, et al. Effect of a pharmacist-led multicomponent intervention focusing on the medication monitoring phase to prevent potential adverse drug events in nursing homes. Journal of the American Geriatrics Society. 2011; 59(7): 1238–1245.

[53] Patel J, Baldwin J, Bunting P, et al. The effect of a multicomponent multidisciplinary bundle of interventions on sleep and delirium in medical and surgical intensive care patients. Anaesthesia. 2014; 69(6): 540–549.

[54] Bhattacharyya S, Darby RR, Raibagkar P, et al. Antibiotic-associated encephalopathy. Neurology. 2016; 86(10): 963–971.

[55] EMA. Fluoroquinolone and quinolone antibiotics: PRAC recommends restrictions on use. 2018.

[56] AWMF. S3-Leitlinie „Analgesie, Sedierung und Delirmanagement in der Intensivmedizin“ AWMF-Register-Nr.: 001/012. 31.08.2015.

[57] Joseph SG. Melatonin supplementation for the prevention of hospital-associated delirium. The Mental Health Clinician. 2017; 7(4): 143–146.

[58] Petri H. CYP450-Wechselwirkungen: Interaktionen niederpotenter Neuroleptika. Deutsches Ärzteblatt 2015; 112(49): 19–20.

[59] Youn YC, Shin HW, Choi BS, et al. Rivastigmine patch reduces the incidence of postoperative delirium in older patients with cognitive impairment. International Journal of Geriatric Psychiatry. 2017; 32(10): 1079–1084.

[60] Yu A, Wu S, Zhang Z, et al. Cholinesterase inhibitors for the treatment of delirium in non-ICU settings. The Cochrane database of systematic reviews. 2018; 6: Cd012494.

[61] Cummings JL, Morstorf T, Zhong K. Alzheimer's disease drug-development pipeline: few candidates, frequent failures. Alzheimer's Research & Therapy. 2014; 6(4): 37.

[62] DiMasi JA, Reichert JM, Feldman L, et al. Clinical approval success rates for investigational cancer drugs. Clinical Pharmacology and Therapeutics. 2013; 94(3): 329–335.

[63] Alzforum.

[64] Medicine USNLo. ClinicalTrials.

[65] Lannfelt L, Relkin NR, Siemers ER. Amyloid-β-directed immunotherapy for Alzheimer's disease. Journal of Internal Medicine. 2014; 275(3): 284–295.

[66] Vandenberghe R, Riviere ME, Caputo A, et al. Active Abeta immunotherapy CAD106 in Alzheimer's disease: A phase 2b study. Alzheimer's & Dementia. 2017; 3(1): 10–22.

[67] Langbaum JB, Hendrix S, Ayutyanont N, et al. Establishing composite cognitive endpoints for use in preclinical Alzheimer's disease trials. Journal of Prevention of Alzheimer's Disease. 2015; 2(1): 2–3.

[68] Elmaleh D, R. Combination therapies for the treatment of Alzheimer's disease and related disorders. In Organization WIP, (Ed). US 2014.

[69] Zhang C, Griciuc A, Hudry E, et al. Cromolyn reduces levels of the Alzheimer's disease-associated amyloid beta-protein by promoting microglial phagocytosis. Scientific Reports. 2018; 8(1): 1144.

[70] Deutschland als Standort für Pharmaforschung und -entwicklung Available: https://www.vfa.de/de/arzneimittel-forschung/woran-wir-forschen/neue-alzheimer-medikamente-in-entwicklung.html. Accessed 2.12.2018, 2018.

[71] Khachaturian AS, Hayden KM, Mielke MM, et al. Future prospects and challenges for Alzheimer's disease drug development in the era of the NIA-AA Research Framework. Alzheimer's & Dementia. 2018; 14(4): 532–534.

[72] Ng KT, Shubash CJ, Chong JS. The effect of dexmedetomidine on delirium and agitation in patients in intensive care: systematic review and meta-analysis with trial sequential analysis. Anaesthesia. 2018; [Epub ahead of print])

Die Autorinnen

Dr. Silke Wunderlich

1972	geboren in Kronach
1991–1998	Studium der Humanmedizin an der Julius-Maximilians-Universität Würzburg
1999	Approbation als Ärztin und Promotion zur Erlangung des Grades eines Doktors der Medizin (Dr. med.) an der Julius-Maximilians-Universität Würzburg
1998–2005	Assistenzärztin an der Neurologischen Universitätsklinik Würzburg sowie der Neurologischen Universitätsklinik Hamburg-Eppendorf
seit 2005	Fachärztin für Neurologie an der Klinik und Poliklinik für Neurologie des Klinikums rechts der Isar der Technischen Universität München
seit 2010	Oberärztin an der Klinik und Poliklinik für Neurologie des Klinikums rechts der Isar der Technischen Universität München (Schwerpunkt Stroke Unit und Intensivmedizin)
2010	Erwerb der Zusatzbezeichnung Intensivmedizin (Ärztekammer München)
seit 2014	Befugnis zur Weiterbildung in der Zusatzweiterbildung Intensivmedizin (Ärztekammer München)

Dr. rer. nat. Kirsten Dahse

Qualifikation:

2005	Diplom-Pharmazeutin, Friedrich-Schiller-Universität Jena
2005	Approbation als Apothekerin
2013	Dissertation zur Grundlagenforschung der Alzheimer-Krankheit „Interactions between lipids and Alzheimer's Aβ(1–40) peptide"
2016	Antibiotic Stewardship-Expertin (DGI)
2017	Fachapothekerin für Klinische Pharmazie

Ausbildung:

1999	Abitur am Staatl. Gymnasium „Dr. Max Näder", Königsee
2002	Praktikum bei Hoffmann & Sommer, Königsee
1999–2003	Pharmaziestudium, Friedrich-Schiller-Universität Jena
2003–2004	Praktisches Jahr • sechs Monate am Lehrstuhl für Pharmazeutische Technologie, Friedrich-Schiller-Universität Jena • sechs Monate in der Apotheke am Nollendorfer Hof, Jena
2004–2005	Diplomstudiengang Pharmazie, Friedrich-Schiller-Universität Jena
2014	Vierwöchige Hospitation am UF Health Shands Hospital in Gainesville, USA, Florida

Berufserfahrung:

2005	Gastwissenschaftlerin, Biozentrum, Universität Basel, Schweiz
2005–2009	Wissenschaftliche Mitarbeiterin, Institut für Pharmazie, Lehrstuhl für Pharmazeutische Technologie, Friedrich-Schiller-Universität Jena
2011–2012	Apothekerin am „Städtischen Klinikum München GmbH", München-Bogenhausen
seit 04/2012	Apothekerin in der „Johannes Apotheke", Gröbenzell; seit 2017 in leitender Funktion

Stichwortverzeichnis